医 学 沟 通 技 能

Communication Skills for Medicine

（第 3 版）

原　著　Margaret Lloyd
　　　　Robert Bor
主　审　曹德品
　　　　赵士斌
主　译　钟照华
副主译　杨立斌　尹　梅
译　者　（按姓氏拼音排序）
　　　　艾　静　曹　博　朴　杰　杨立斌
　　　　尹　梅　赵文然　钟照华
秘　书　杨琳丽　董国忠

北 京 大 学 医 学 出 版 社

Peking University Medical Press

图书在版编目（CIP）数据

医学沟通技能：第 3 版/（英）劳埃德（Lloyd，M.），
（英）波尔（Bor，R.）主编；钟照华等译. —北京：
北京大学医学出版社，2013.6
书名原文：Communication Skills for Medicine，3rd edition
ISBN 978-7-5659-0245-1

Ⅰ. ①医… Ⅱ. ①劳…②波…③钟… Ⅲ. ①医药卫生人员－
人际关系学-教材 Ⅳ. ①R192

中国版本图书馆 CIP 数据核字（2011）第 161758 号

北京市版权局著作权合同登记号：图字：01-2011-4981

Communication Skills for Medicine，3rd Edition
Margaret Lloyd，Robert Bor
ISBN-13：978-0-7020-3058-1
ISBN-10：0-7020-3058-9
Copyright © 2009 by Elsivier Limited. All rights reserved.

Authorized Simplified Chinese translation from English language edition published by the Proprietor.

Elsevier（Singapore）Pte Ltd.
3 Killiney Road，#08-01 Winsland House I，Singapore 239519
Tel：(65) 6349-0200，Fax：(65) 6733-1817
First Published 2011
2013 年初版

Simplified Chinese translation Copyright © 2013 by Elsevier（Singapore）Pte Ltd and Peking University Medical Press. All rights reserved.

Published in China by Peking University Medical Press under special agreement with Elsevier（Singapore）Pte Ltd. This edition is authorized for sale in China only，excluding Hong Kong SAR and Taiwan. Unauthorized export of this edition is a violation of the Copyright Act. Violation of this Law is subject to Civil and Criminal Penalties.

本书简体中文版由北京大学医学出版社与 Elsevier（Singapore）Pte Ltd. 在中国境内（不包括香港特别行政区及台湾）协议出版。本版仅限在中国境内（不包括香港特别行政区及台湾）出版及标价销售。未经许可之出口，是为违反著作权法，将受法律之制裁。

医学沟通技能（第 3 版）

主　　译：钟照华
出版发行：北京大学医学出版社（电话：010-82802230）
地　　址：（100191）北京市海淀区学院路 38 号 北京大学医学部院内
网　　址：http://www.pumpress.com.cn
E-mail：booksale@bjmu.edu.cn
印　　刷：北京瑞达方舟印务有限公司
经　　销：新华书店
责任编辑：陈　然　　责任校对：金彤文　　责任印制：苗　旺
开　　本：787mm×1092mm 1/16　印张：12.5　字数：238 千字
版　　次：2013 年 6 月第 1 版　2013 年 6 月第 1 次印刷
书　　号：ISBN 978-7-5659-0245-1
定　　价：60.00 元

版权所有，违者必究
（凡属质量问题请与本社发行部联系退换）

译者前言

  随着我国经济的高速发展，社会对医学与疾病控制的服务质量要求也越来越高。进入新世纪后，大量新知识和新技术运用于诊断和治疗，我国医疗水平整体上得到巨大提高，然而医疗纠纷数量还是居高不下。固然，随着我国法制逐渐健全，这是人民群众学会运用法律手段维护自己权益的结果，但是，当我们回顾分析一些典型案例的时候，不难发现大量医患纠纷实际是可以避免的，如果医务人员能在诊疗过程中运用恰当的沟通技能，这些医患纠纷就不会发生。遗憾的是，在我国的医学教育课程体系中，医学知识传授和医疗技能培训占据绝对的位置，而医学伦理、医学法规、医学沟通等方面的技能培训却没有得到足够重视。

  《医疗沟通技能》一书是英联邦国家指导医学交流的主流教材，全书针对诊疗过程各个环节的医患沟通进行了细致、全面的阐述，通过对典型案例的剖析，简明扼要给出具有可操作性的指导建议。本书不仅可以作为高等医学院校的医学交流课程的教材，也可以作为广大医务人员的医学交流的指南。在编译过程中，哈尔滨医科大学的杨琳丽、董国忠、曹博、赵文然等做了大量校对和版务工作，北京大学医学出版社的陈然编辑给予了大力支持，在此特别鸣谢。限于我们的水平学识有限，错误之处在所难免，敬请读者不吝指正。

钟照华

哈尔滨医科大学

2013 年 4 月 11 日

原著序

　　本书第 1 版出版于 1996 年。从那时起，沟通技能的教学即在本科及研究生中开展并不断发展。对学生进行沟通技能教育的目的在于培养能与患者、患者家属及同事进行有效沟通并善解人意的一代医生。

　　很多医生越来越认识到，掌握医疗实践中的沟通技能，不仅仅是要与患者建立真诚的关系（positive engagement）。有效的沟通有助于我们更好地理解患者所患的疾病及其对患者的生活和社会关系的影响，并最大限度地降低这种影响。有效的沟通技能对于减少医疗差错、避免患者对医疗服务的投诉也同样至关重要，而医疗差错与患者投诉对于医生的影响后果是严重的。由于我们所面对的每个患者各不相同，因此，学习与患者沟通的技能也没有现成的做法及捷径可循。不过，的确存在一些方法和技巧，可以使医患沟通更有效。同时，沟通技能是可以通过学习掌握的，对此我们可以列举很多有说服力的证据。自本书前一版面世后，对医疗沟通的各个方面的研究也越来越多，因此，我们力图在这一版的正文及参考文献中体现这些研究的见解。

　　指导我们编写此书的原则是始终如一的，我们的目的是编写一部有实用价值的指南，它有利于学生学习和掌握沟通技能并终身受益。章节的顺序反映了掌握沟通技能的规律，即从基本沟通技能到处理复杂的、有挑战性的情况所需要的沟通技能。在案例学习、指南及鼓励读者"停下来思考"等内容中，我们保留了与第 1 版相同的编排方式。有效的沟通技能的学习需要练习及在练习过程中的思考。我们希望本书提供的练习及附录能从这方面对学生及其教师有所帮助。

　　本书重新修订了所有章节并更新了参考文献。随着医生在社会生活中发挥的作用越来越重要，社会对医生职业素质（medical professionalism）的要求也日益提高。为了适应这些要求，本书增加了关于医生职业素质这一新章节。

在沟通技能的学习和教学方面，我们希望本书能继续成为学生和教师的指南。

M. L.

R. B.

2008 年于伦敦

原著前言

　　本书第1版发表后的10余年，是医学科学发展最令人激动的时期之一。基因组计划的完成无疑是人类生物学中最引人注目的成就。由此人们预测，在今后的20年内，医学将会发生彻底的变化。对于目前很多难以控制的疾病，我们可以预防其发生或改善其治疗方法。但是，经过这一时期的兴奋与纷乱之后，人们越来越清楚地认识到，人类作为一种生物，其复杂程度远远超出我们以往的想象。尽管人类在将新技术应用于疾病的预防与治疗上已经取得了很大的进步，但有一点是明确的，人类甚至对那些有益健康的单细胞生物－细菌的了解还微乎其微，更不要说组成和结构复杂得多的患者了。

　　我在专著《科学与安静的艺术》中指出，尽管我们应尽可能用现代科学的语言解释患者的病情，但在很多情况下，我们仍需要求助于那些良好的传统行医技能，包括能与患者进行富有同情心的沟通，能精心完成各种临床检查，尤其是要能够倾听患者的诉说。不论现代科学如何推动医疗卫生的发展，良好的医疗实践永远需要医生拥有这些技能，特别是倾听患者诉说的能力及谦逊的态度。

　　正如这本书的新版本所论述的那样，多方面提高医生的沟通技能，特别是倾听患者诉说的能力，是完全有可能的。不过，基础医学科学越是发展与进步，医生就越感到对人体认识的不足与局限，医生就越谦逊，而谦虚也正是掌握医患沟通技能中最重要的品质。

　　在世界范围内，还没有哪个富裕的国家知道如何应对医疗服务日益增长的开销及由于需求增加给社会造成的压力，特别是老年人口的增加带来的压力。不论是哪个专业的医生，都承受着巨大的压力，这就使他们越来越难以花足够的时间与患者交谈。但是，正如本书所强调的那样，掌握医疗沟通技能没有捷径可寻，医疗服务的协调者和组织者对此务必清楚。现代医学技术永远代替不了与患者的五分钟交谈。令人遗憾的是，政府对此仍然不理解。

　　显然，我们非常需要这类书籍，本书第3版的出版就清楚地证明了这一点。在此，我谨希望这本书获得它应有的成功。

D. J. Weatheral

2008 年 11 月

目　录

第 1 章

前　言

　　"沟通不是辅助措施、可有可无，它是治病的核心。"[1]

　　"做到与患者良好的沟通不容易：没有特殊的训练及对沟通效果的持续关注，很少有人能掌握与患者沟通的技能"。[2]

　　本书的目的在于帮助你掌握这些技能，以便使你能与患者、患者家属及你的同事进行富有成效的真诚沟通。患者与医护人员沟通的重要性不容置疑。然而，正如我们今后将体会到的，患者所获得的医疗服务常与理想有很大的距离。临床科学技术的进步及其应用的推广令人激动，但随之而来的是，人们很容易忘记自古以来赋予医生的责任："有时治疗，经常减负，永远安慰（To cure sometimes, relieve often, comfort always）"。

　　对医生而言，掌握与患者良好沟通的技能具有挑战性。正如 Charles Fetcher 爵士所说[2]，这种挑战将永远存在，而医疗活动中的治疗、减负与安慰均建立在医患之间的相互信任关系上。30 年后，英国医学总会（General Medical Council in the UK）在对医学本科生教育的最新建议中强调了这一观点：[3]

　　"医学院校毕业生必须能清楚并善解人意地有效与患者、患者家属及从事各种健康及社会服务的同事进行沟通。"

什么是沟通？

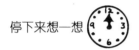
停下来想一想

　　这个问题的答案似乎很简单。但是，的确是这样吗？"沟通"一词对你来说意味着什么？思考以下问题。独自思考想，或者集思广益。

- 沟通的定义
- 沟通的方法
- 沟通的目的

图 1.1 和图 1.2 列出了一些你可能想到的观点。

牛津英语词典（Oxford English Dictionary）告诉我们，"communi-cate"一词来源于拉丁语，意为"告知、共享"。"communication"就是指告知、传授、交换思想和知识。

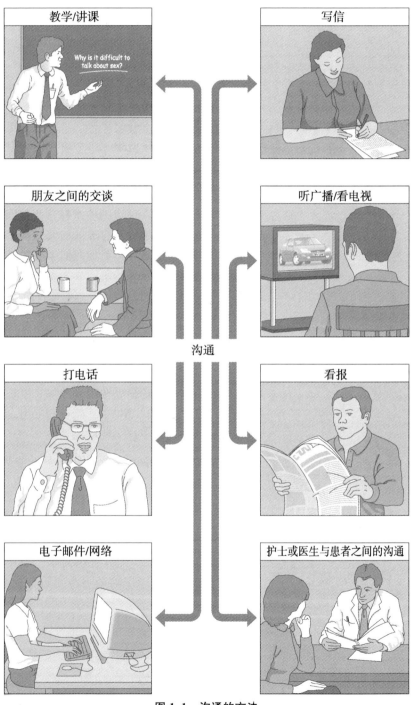

图 1.1　沟通的方法

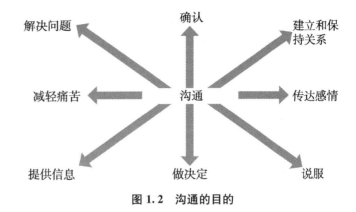

图 1.2　沟通的目的

什么是良好的沟通？

这个问题我们将在下一章详细讨论。在这里，我们只提一个几年前由 Peter Maguire 医生及其同事所做的一项研究[4]。在这项研究中，先让医学生与患者谈话，然后让患者评价医学生的沟通能力。该研究发现，患者希望医生：

- 热情、有同情心
- 平易近人
- 交谈时先自我介绍
- 看上去很自信
- 倾听患者的诉说并对患者的语言暗示有所反应
- 问的问题易懂且具体
- 不重复提问

为什么良好的沟通如此重要？

对这个问题的简单回答是"为了更好地服务患者"。许多证据表明，能与患者进行良好沟通的医生能够：

1. 做出准确、全面的诊断。良好的沟通能力使医生能收集与患者疾病有关的全面而准确的信息。有证据表明，在沟通技能上受过训练的医生比没受过训练的医生更有可能诊断出患者的心理疾病。

2. 发现患者的忧虑情绪并做出适当的反应。

3. 他们的患者对受到的服务更满意，并对疾病有较少的担心与忧虑。

4. 他们的患者通常接受并遵循医生的建议。

同样有证据表明，良好的沟通对患者的身体状况有正面的影响。一项研究表明，在其他方面的治疗相似的情况下，如果允许患者表达自己对疾病的担忧，患者的血压会降低得更明显[5]。对全科诊所做的一项研究表明，咽喉疼痛的患者如果与医生谈论其所担心的问题，其较快康复的可能性更大[6]。

令人遗憾的是，医患沟通不好的例子也不少见。一项在美国佛罗里达[7]进行的研究比较了患者对两类产科医生的看法，一类因医疗事故受到了起诉，而另一类则没有受到起诉。研究发现，患者最有可能产生不满的地方是医患沟通，而不是医疗服务的技术层面。对医生最常见的投诉是：

- 不听患者诉说
- 不告知患者病情及相关信息
- 对患者缺乏关心和尊重

沟通不良与患者投诉之间的关联将在第 10 章深入讨论。在那些患者起诉医生情形很少的国家里，患者也会表达对医生与他们沟通等方面的不满。一项在英国进行的调查报告引用了一个乳腺癌患者的话：

"他们只是告诉我，我必须进行乳腺切除。没有任何选择余地、没有任何解释。他们很少与患者谈论病情。我真希望他们能对我进行一些解释。[1]"

这项调查是在 1993 年进行的。现在，尽管更强调为患者提供信息和解释，但是多数投诉仍然与不良的医患沟通有关，记住这一点非常重要。

可以通过学习掌握沟通技能吗？

成为一名医生的过程包括获得知识、技能和恰当的态度。与医学教育的其他方面一样，现在我们认为学生可以潜移默化地获得良好的沟通技能及合适的态度，即通过观察和模仿教师的行为来塑造自己的行为。

然而，正如我们看到的那样，这样培养的医生可能不是一个好的沟通者。现在人们认识到，学徒式的训练是不够的。对学生进行有关沟通技能的正式培训既有必要又有成效。许多医学院校已经将沟通技能训练列入课程和考核的一项正式和重要内容。

沟通技能训练效果的证据

20 世纪 70 年代，对医学院校精神病学专业实习的四年级学生进行了一系列研究[4]。研究发现，培训前，学生们感到获取患者的病史很困难。这些困难突出表现在：

- 没有从患者那里获得所有必要的信息
- 忘记问患者的疾病对他或她本人及其家属的影响
- 未能注意到患者的语言及非语言暗示
- 在与患者交谈时表现出不耐烦的情绪

作为研究的一部分，学生被分成两组，一组为对照组，另一组为反馈组。为了评价他们与患者谈话的基本技能，要求两组学生看同一个患者，在 15 分钟之内获取患者主要疾病的病史，录下交谈过程并要求学生写出病史。让反馈组的学生再看两个患者，也录下交谈过程。然后，在反馈期间让该组学生看他们与患者交谈的录像，并对照发给他们的指导讲义与一名教师就他们与患者刚刚进行的交谈内容进行讨论。最后，让对照组（未受训练）和反馈组的学生都看同一患者并录下谈话过程，由不知道学生是否受过训练的心理学家对最后这两个谈话过程进行评价打分。

研究结果

研究发现，受过反馈训练的学生与患者沟通得更好，表现为：

- 他们获得的与患者现存疾病相关的准确信息比对照组学生多 3 倍。
- 患者给他们打的分高。

还有一些类似的研究，这些研究多数都证明，受过训练的学生在与患者沟通时表现更好。

另一个必须指出的问题是，这些通过培训获得的技能是保留下来了还是经过一段时间后就忘了？4～6 年之后，用同样的实验设计对这两组医生进行了研究[4]。结果表明，受到反馈训练的医生保持了他们的技能，具体表现为：

- 他们在听患者谈话时更用心投入。
- 他们在看患者时表现得更自信。
- 他们拥有更好的基本沟通技能，包括运用开放式问题提问，并对患者的语言暗示做出了反应。

进一步的研究提供了更有力的证据，表明沟通技能是可以通过学习获得并可以保持住的[8,9]。

如何获得良好的沟通技能

最重要的一点是要认识到你有沟通的能力，平时在与别人交流时你就已经在运用这种能力。而这也是沟通技能的学习与医学生的其他学习项目有所区别。对于其他项目如测量血压，在你没上医学院之前不太可能实践过。现在，作为所有医学院的必修课之一的医学沟通技能课，目的在于帮助磨炼你与生俱来的沟通技能，并获得特殊的沟通技能，这些技能可以使你和患者之间进行有效的沟通。沟通技能训练是让你与你的同学和患者（通常是扮演患者角色的演员）在练习中有目的地运用这些技能。这对于学习采集病史是很重要的。在某些情况下，比如当你要告诉患者，他或她得了癌症，或者你需要获取性病史，这时，无论对于你还是患者，沟通都是困难的事。因此，沟通技能训练就显得更加重要。

处理以上情况并非易事。但是，如果你能练习一些必要的技能，并在合适的条件下和同学及教师一起讨论你对这些问题的认识和看法，的确会有助于你处理遇到的困难情况。

那么，什么是学习有效沟通技能的最好方法呢？很显然，这要看你的老师在这方面的经验和看法。但是，Maguire 的研究表明，如果满足以下条件，学生的沟通技能学习就最有效：

● 给予学生书面指导，告诉学生要从训练中获得哪些信息、要运用到什么技能。

● 教师要向学生示范这些技能。

● 要给学生机会与真实的患者或模拟患者（simulated patients）在受控制的条件下练习这些技能。

● 要通过录音或录像对学生的表现给予反馈。

● 学生能就他们的表现及有关问题与教师进行讨论。

最后还有一点要注意。你可能认为你已拥有很出色的沟通技能，与患者打交道也不会遇到困难。你也可能会说："我用不着参加沟通技能研讨会"。然而，一项对于医学生的研究表明，最自信的学生与患者的沟通能力可能是最差的。

终身学习

请记住，沟通技能的学习并非随着大学课程的结束而终止。在整个行医生涯中，都需要发展和磨炼与患者、患者家属及同事之间的沟通技能。这种观点已经体现在研究生考试中，其中就有针对沟通技能的正式考核项目。

如何使用本书

希望本书能帮助你掌握沟通技能。本书从实际应用出发，重点放在患者和医生/医学生的关系上。必要时还讨论了与同事的口头与书面沟通模式（written mode of communication）。你会发现以下内容贯穿全书，我们希望这对你的学习有所帮助。

"停下来想一想"

这部分内容的目的是鼓励你暂停阅读，整理你的思想并回忆自己的经历。有很多证据表明，如果将新知识和技能与已经掌握的知识和技能联系起来，并且将学到的东西运用到实践中，学习效果最好。也就是说，学习必须是一个主动的过程。

练习

应该把练习作为主动学习的一部分。练习被放在本书最后。每个练习对应本书中相应的章节，同时有相应的参考文献。

指南

这部分内容是对"如何做"的总结，目的在于引导，而不应该看成是具体的操作方法。

要点

这部分内容位于每一章的结尾，是对该章重要内容的总结。

案例

这是本书很重要的一部分，目的是让你感受真实的临床情况。

附录

这部分内容关注的是沟通技能的教学过程，对教师特别有用。

拓展阅读

Silverman J, Kurtz S, Draper J 2005 Skills for communicating with patients, 2nd edn. Radcliffe Medical Publishing, Oxford

参考文献

1. Audit Commission 1993 'What seems to be the matter?': communication between hospitals and patients. HMSO, London
2. Fletcher CM 1973 Communication in medicine. Rock Carling monograph. Nuffield Provincial Hospital Trust, London
3. General Medical Council 2002 Tomorrow's doctors: recommendations on undergraduate medical education. HMSO, London
4. Maguire P, Fairbairn S, Fletcher C 1989 Consultation skills of young doctors: benefits of undergraduate feedback training in interviewing. In: Stewart M, Roter D (eds) Communicating with medical patients. Sage Publications, California
5. Kaplan SH, Greenfield S, Ware JE 1989 Assessing the effects of physician-patient interactions on the outcomes of chronic disease. Medical Care 27: S110–S127
6. Little P, Willamson I, Warner G et al 1997 Open randomised trial of prescribing strategies in managing sore throat. British Medical Journal 314: 722–727
7. Hickson GB, Clayton EW, Entman SS 1994 Obstetricians' prior malpractice experience and patients' satisfaction with care. Journal of the American Medical Association 272: 1583–1587

8. Aspergren K 1999 Teaching and learning communication skills in medicine: a review with quality grading of articles. Medical Teacher 21: 563–570
9. Yedida MJ, Gillespie CC, Kachur E et al 2003 Effect of communication skills training on medical student performance. Journal of the American Medical Association 290: 1157–1165

（钟照华）

第 2 章

基本沟通技能

通过学习第 1 章，我们知道了与患者进行有效并善解人意的沟通的重要性，我们也知道了可以通过学习掌握沟通技能。在本章中，我们要仔细分析这些技能。首先，我们需要简单了解一下影响医患沟通的因素。

停下来想一想

首先，想象你有个坏消息（例如，你的一个亲属刚刚去世，或者你没有通过某一课程的考试）。你决定与另一个人分享这个消息。思考以下因素：

- 有助于你与他人分享信息的因素
- 妨碍你与他人分享信息的因素

首先，交谈的环境显然很重要。你不太可能在公共汽车上或在一个拥挤的房间里谈论你的感受。其次，不论是在交谈的开始还是在交谈过程中，你当时的感受及另一个人的态度将会影响你谈话的内容。如果另一个人态度友好并愿意倾听，你更有可能与其分享信息，而且你会发现你愿意与其交谈。同样，患者与医生之间的信息分享也会受到谈话环境及每个谈话参与者的影响。

与患者有关的影响沟通的因素

人们对待疾病的方式取决于他们的个性、所受的教育、社会地位、民族、文化背景及个人生活经历。这些因素又会影响他们与人沟通的方式（表 2.1）。个人对疾病的反应包括否认、气恼、焦虑和痛苦。这些反应将决定一个人是否去就医、何时去就医，也会影响患者在受到医治时的行为。

去看病时，多数人都会有一定程度的焦虑与恐惧。特别要说的是，住院对大多数人来说都是一种令人心神不安的经历。使我们产生焦虑的因素包括不熟悉的环境、失去个人空间、与家人和朋友分离、失去独立、失去个人隐私、不知自己得了什么病、不知道怎样治疗。因此，与疾病及治疗有关的患者的身体状况、心理状态都会影响医患沟通的过程。正如本书后面章节论述的那样，重要的是要认识到患者方面的哪些因素（如焦虑）可能妨碍医患沟通，并努力克服这些因素。

必须要考虑的因素还包括：

- 患者对健康与疾病的认识
- 患者希望讨论的问题
- 患者对医生如何治疗的期望（通常建立在过去的经历上）
- 患者如何看待医生的作用

表 2.1   影响医患沟通的因素

与患者有关的因素

- 症状
- 与疾病和（或）治疗有关的心理因素（例如焦虑、沮丧、愤怒、被人拒绝等）
- 过去的就医经历
- 现在的就医经历

与医生有关的因素

- 在沟通技能方面受到的训练
- 对自己与人沟通能力的自信
- 个性特征
- 身体因素（如疲倦）
- 心理因素（如焦虑）

对谈话环境的要求

- 有利于保护个人隐私
- 舒适
- 合适的座位安排

与医生有关的因素

正如我们说过的那样，尽管沟通能力可以通过训练获得，但总是有一些医学生和医生比其他人更容易与患者沟通。在看患者时，还有其他因素影响我们的行为（表 2.1）。作为一名医学生，最初会发现，为年长你很多的患者看病是件很困难的事，特别是涉及一些敏感问题如性行为时。对以下情况我们也不难理解，为什么一个面临期末考试的医学生、一个即将完成漫长的科室轮换训练的低年资医生或一个上午看了二十多位患者的全科医生，在看某个患者时会不想说太多的话。疲劳、焦虑以及占据头脑的其他事情都可能会妨碍与患者的沟通。因此，要认识到这些限制因素。还要清楚自己的偏见，并且不要让这些偏见妨碍与患者的沟通。例如，如果一名患者持续出现似乎没有物质基础的症状，必须严肃对待，不能认为患者疑神疑鬼而置之不理。这些问题将在第 12 章详细讨论。

谈话的环境

多数谈话发生在医院病房、门诊或全科医师外科诊所。在各种情况下，都应努力创造一个有利于沟通的环境（表 2.1）。保护个人隐私是最基本的要求。如果一名在医院病床上的患者知道邻床的 Smith 女士会透过帏幔听到她说的每个字，她就不太可能透露个人的敏感信息。如果感到环境不合适，就换个地方（多数病房有诊室以保护个人隐私），当然，前提是患者可以离开病房。尽量避免其他干扰，还要保证照明和温度让人感觉舒适。座位的安排很重要，因为它会影响人与人之间的沟通，并且会暗示人怎样看待自己及他人在这次接触过程中所起的作用。在医院门诊或全科医师诊所中，通常有椅子和桌子。以下有 3 种安排座位的方法（图 2.1）。

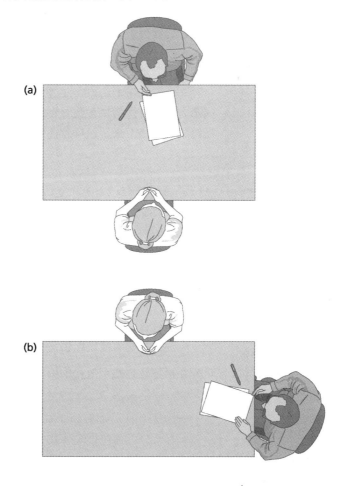

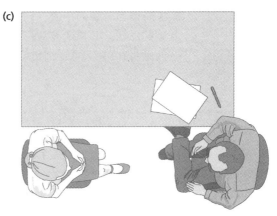

图 2.1   医患交谈时的座位安排

方法（a），患者与医生隔着桌子面对面坐。尽管这样医生会感到对谈话的控制作用，但这会让患者感到不舒服，也不利于谈论病情。方法（b）和（c）更随便，也就有利于良好的医患沟通。

另一个要考虑的问题是谈话时医生与患者的距离。把椅子放得太近会让患者感到受到威胁，放得太远又会让人觉得医生对患者说的话没兴趣。在大多数谈话中，交谈者的距离是 1.25～2.75 米。在谈话过程中，这个距离可能会发生变化。例如，作为医生的你，为了消除患者的疑虑，可能会把椅子拉近患者。

与医院病床上的患者交谈时，同样需要认真考虑。居高临下站着同患者谈话可能会增加患者的不安全感，因此要避免。总是可以拉一把椅子然后坐下来，这样就使你和患者在同一高度上了。

谈话的开始

交谈开始的环境和方式对要谈的内容有深刻的影响。一个正式的交谈环境的目标应该是让接受访谈者感到放松。怎样做到这一点呢？

 停下来
想一想

回想一个你个人经历过的、正式的交谈环境：

● 交谈前及交谈过程中你的感觉如何？
● 是否有某些东西让你感到放松？如果有，是什么？
● 是否有某些东西让你感到紧张？如果有，是什么？
● 做哪些变动会让你感觉更放松？

在描述让你感到放松的因素时，可能包括：

● 舒适的座椅
● 接待你的人称呼你的名字并和你握手
● 有人告诉你应该坐哪儿

- 问话的人做自我介绍并说明谈话的程序
- 第一个问题很容易回答
- 问话者表现出对你的谈话很感兴趣

遗憾的是，问话的人，包括医生在内，可能会忽略某些或所有的这些策略。如以下案例所示，开头不好，谈话结果可能也差强人意。

案例 2.1
不要这样开始

Francis 女士，售货员，31 岁，到附近医院的门诊看病。以下是她的故事：

"我走进诊室，诊室又大又空，我不知所措。我不知道应该坐哪儿。医生在埋头写东西，护士在打电话，几个医学生在交谈。我在一边等着，真想跑出去。过了好长时间，医生让我坐下，问我哪不舒服。我不知道他叫什么，我想他也不知道我的名字。我在竭力想着我要跟医生说的话，可是什么都想不起来了，反正医生似乎也不感兴趣。我真希望不再去那儿看病了。"

不难看出问题的所在。只要遵循简单的原则，就可以帮助患者放松，也能与患者建立一种关系，使患者将他们患病的故事与你分享。谈话的开头包括问候患者、介绍自己、向患者介绍要谈的主要内容（表2.2）。

表 2.2　与患者交谈的指南

谈话的开始
- 问候患者，称呼患者名字（"早上好，Richardson 先生"），并在合适的情况下与患者握手
- 请患者坐下
- 自我介绍（"我是 Judy Williams，一名医学生"）
- 解释谈话的目的（"我想查出你现在得的什么病"）
- 告诉患者要用多长时间与其交谈
- 向患者解释要作谈话记录，并问患者是否接受

谈话的过程
- 保持良好的气氛、热情的举止和得体的视线接触
- 开始谈话时用开放性问题（open question）提问
- 患者说话时要认真听
- 对语言和非语言暗示给予快速的反应
- 用语言（"和我详细说说"）和肢体语言（运用手势、点头）帮助患者
- 在适当的时候使用封闭式问题（closed question）提问
- 确认患者说过的话
- 鼓励患者谈与其疾病有关的问题

续表

谈话的结束

- 总结患者所谈的内容，并询问患者总结的是否准确
- 询问患者是否想补充什么
- 感谢患者

医生的很多行为是出于常识和礼貌，但这也很容易被遗忘和忽视，特别是匆忙看患者的时候。

谈话的过程

请看本章开头的"停下来想一想"，并请记住，你所思考的那些因素会有助于你开始与另一个人的交谈，并分享你的消息。现在想一想那个人怎样做能利于你叙述你的整个故事。你希望你的朋友：

- 问合适的问题
- 注意听并表现出兴趣
- 你的谈话卡住时，协助你继续谈下去

提问、倾听和协助是 3 个能使我们与他人进行有效沟通的关键技能（见表 2.2）。

提问

与患者交谈的目的之一就是获得与患者的疾病有关的信息。这些信息必须尽量准确、完整、与疾病相关。获得信息最明显、最直接的方法就是提问。然而，对医学生及医生的调查表明，他们通常：

- 问太多的问题，不让患者讲他们自己的故事
- 问题太长、太复杂，令人费解
- 提问的方式可能会导致患者给予带偏见的回答
- 忽视患者可能要问的问题

以上研究的结论是，提问是个需要学习的、有价值的沟通技能。

开放和封闭性问题

开放性的问题能帮助你获得大量信息，也能让患者讲他们自己的故事。应该尽量使用开放性问题，特别是在谈话开始时。例如"能告诉我最近几天你感觉怎么样?"而具体（也就是封闭性）的问题让患者的回答方式没有什么选择，患者通常会回答"是"或"不是"。例如

"你今天感觉不舒服吗?"

案例 2.2
患者对开放性及封闭性问题的回答

Clark 先生是一名会计, 47 岁, 因突发胸痛来急诊科看病。首先接待他的是 Yates 医生:

Yates 医生: 从你的记录上看你有过胸痛。现在还疼吗?

Clark 先生: 不, 现在不疼。

Yates 医生: 是挤压痛还是钝痛?

Clark 先生: 好像是钝痛。

Yates 医生: 是不是放射到胳膊?

Clark 先生: 不, 我感觉不是。

Yates 医生: 锻炼时是不是疼得厉害?

Clark 先生: 不是。

后来, Vale 医生又看了 Clark 先生。

Vale 医生: 我知道你不舒服, 能和我说说吗?

Clark 先生: 是胸疼。当时我正在办公桌前忙着。是一种很奇怪的钝痛, 就在我的胸部中央。最近已经疼过几次了, 总是在我工作时疼。

Vale 医生: 能告诉我胸疼是什么引起的吗?

Clark 先生: 噢, 我一直在想这个问题。最近我工作很忙, 胸痛好像总是在我正忙着结账时发生, 还有, 当我为什么事焦虑时也会疼。

这个案例说明了运用开放性问题提问的好处及使用封闭性问题提问的不足: Vale 医生使用开放性问题提问, 获得的信息比使用封闭性问题提问的 Yates 医生要多很多。

开放式的提问更好, 因为:

● 在有限的时间内能获得更多有关的信息
● 患者会感到更主动
● 患者可以说出他们对疾病的所有担心与忧虑。

但是, 如果提封闭性的问题, 这些就可能被遗漏。然而, 开放性的提问方式的确也有不足之处:

● 谈话时间长, 而且难以控制
● 患者可能谈一些无关信息
● 记录患者的回答可能更困难

Yates 医生与 Clark 先生的谈话说明了使用封闭性问题提问的缺点:

- 获得的信息局限于所问的问题
- 谈话由医生控制，医生决定问题的内容
- 患者没有机会表达自己关心的问题和感受，这可能会使患者感到沮丧

然而，当有必要获得某些特定信息，而患者又没有说，或因为害羞或性格内向而不轻易说时，封闭性问题是有用的。当必须在有限的时间内获得有限的客观信息时，也适合提封闭式问题。例如，一患者摔倒受伤后表现为一侧胳膊疼痛。你必须尽快弄清疼痛的位置、胳膊是否能动。

(p.170) **练习 1**

做练习 1，证明开放性及封闭性问题的优点及缺点。

试探性问题

与患者交谈时，通常要用试探性问题，使患者明确说明他或她所说的话的含义。试探性问题可以用来：

- 明确谈话含义："您指的是什么？"
- 请患者做解释："您怎么想到的呢？"
- 核实准确性："您肯定每天吃 3 片药吗？

应该回避的问题

医生在谈话中提出的问题必须易懂，提问的方式要不影响患者的回答。应该避免问复杂问题和诱导性问题。

一个问题中包含几个问题的复杂问题，可能会让医生和患者都感到困惑。例如，你会怎样回答"呕吐是从昨天开始的还从今天开始的？同时有腹泻吗？"可能出现的情况是患者会只回答其中的一部分。

诱导性提问是使某人对问题的回答正是提问者期待的或想要的。在询问患者时，诱导性问题的用处是可以作为开放的策略。但总的来说，应该避免使用这类问题，原因是显而易见的。诱导性问题有以下 3 种：

1. 对话式的：可以用来开始或促进交谈。这类问题能促进医生与患者之间形成融洽的气氛，例如"今年的天气真是糟透了！"

2. 简单的：这类问题诱导患者同意医生的观点，应该避免使用，如"你睡眠不好，是吧？"

3. 不易察觉的：这类问题用措辞影响患者的回答，应该避免使用。但是，医生很容易提这种问题，却没有意识到。

至于提问时的措词怎样影响对问题的回答，这里有个很好的例子。一项有关头痛频率的研究表明，如果问被调查者"你经常头痛吗？如果是，每周疼几次？"，答案是平均每周 2.2 次。如果将提问稍做改动，"你有时头痛吗？如果是，每周几次？"，答案是平均每周 0.7 次。

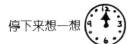 停下来想一想

提问时如何措词才能避免对患者的回答造成不易察觉的影响？

倾听

在与患者的交谈（medical interview）过程中，患者会对认真听他们诉说的医生心存感激，并对医生的提问给予正面的回应。很多研究证明了这一点。倾听是沟通过程中最显而易见的组成成分之一，但是，主动的、有效的倾听也是最难掌握的技能之一。倾听的第一步是从别人那里获得信息。

(p. 170) **练习 2** 　尝试小组练习 2"传递消息"。小组的任务是听一段有很多信息的消息。你会发现，在传递过程中，一些信息丢失了，因为要记的信息太多。因此，为了确保不丢失最重要的信息，需要传递者对消息做出适当的判断。传递的消息也可能不准确，因为每个人都依据自己的认识和理解不经意地改变了传递的消息。在听的过程中，倾向于赋予听到的消息以意义，以使其适应自己的经历。如何做才有助于在听的过程中将信息编排并准确地传递下去呢？可能的方法包括：

- 做记录
- 要求说话人重复或澄清你没听清或没听懂的话
- 通过重复或总结核实获得的信息是否准确

倾听不仅仅是获取信息，更重要的是要顺应说话者，并给予说话者适当的回应。这就是主动的或有效的倾听。做到这一点并不容易，需要听者的努力和专心。看患者时，很重要的一点是要表现出你在专心听，并努力理解患者所讲的内容和患者的感受。主动倾听的重要特点是：

- 准确获取并记住信息
- 理解患者说过的话对患者来说意味着什么
- 对语言或非语言暗示做出反应
- 要表现出你在专心听并在努力理解患者所说的话

捕捉暗示

患者可能不愿意或不能说出他们的真正的担心与想法。然而，患者很可能在谈话时把他们的想法流露出来。对医生来说，捕捉患者的语言和非语言暗示就很重要。

语言暗示

仔细听患者对所患疾病的描述，捕捉预示着患者真正担心的迹象。可能只有当你对患者的语言暗示做出适当的回应时，他们才流露出这些迹象。

案例 2.3

捕捉语言暗示

> Stone 医生：你好，Fine 女士，请坐。我能为你做什么？
>
> Fine 女士：　医生，我头痛。
>
> Stone 医生：能和我详细说说吗？
>
> Fine 女士：　疼得厉害，而且越来越重。自从我母亲去世后就开始疼，现在我疼得头晕目眩。我很担心。
>
> Stone 医生：能告诉我你为什么担心吗？

Stone 医生捕捉到了一个语言暗示，Fine 女士认为头痛与她母亲的去世有关。因此，Stone 医生应该查看她的反应，如"你母亲去世后你感觉怎么样？能跟我谈谈吗？"。

非语言暗示

我们会用肢体语言揭示很多有关我们自身或自身想法的信息。肢体语言包括我们的衣着、姿势、手势和表情。当你看患者时，观察患者进入诊室的过程（患者的外表、姿态、步态），你会从中获得大量信息。在与患者的谈话过程中，保持对患者肢体语言的敏感也同样重要。

以下是一些非语言暗示的例子：

● 目光接触：难以保持目光接触可能预示患者对要谈的事感到痛苦、害羞，或对谈话不感兴趣。相反，过度的目光接触可能预示患者的愤怒和带有攻击性。

● 姿势：自信的人坐姿挺直；痛苦的患者无精打采、低头垂肩。

● 手势及肢体动作：例如，一个愤怒的患者坐着时可能拳头紧握，一个焦虑的患者可能不断地摇头或用脚敲地。

● 面部表情：痛苦、愤怒、高兴。

● 运用声音的方式：音调、声音的长短、某些词的重音、发声（vocalisation）（有时称为辅助语言学，paralinguistics）。

表现出主动倾听

必须让患者知道你在认真听。这可以通过适当的目光接触、坐姿（如稍稍前倾面对患者）、点头并说"嗯……请继续"表现出来。你也可以通过问问题表示你在认真听，所问的问题可以与患者说的最后一句话直接相关，或与患者接着要说的话有关。

练习 3 和练习 4 说明了语言和非语言倾听技能的重要性。

(p. 171) 练习 3 & 4

协助

协助是倾听的基本组成部分，目的是帮助患者说出他们所有的担心，越全面越好。可以通过语言和非语言的方式做到这一点。以下是语言协助的例子：

> "请跟我详细说说你的疼痛。"
> "是的，我能理解，请继续说。"

记住，说完之后要给患者做出反应的时间。非语言方式的协助包括使用适当的坐姿，如稍稍向患者倾斜、保持目光接触、在适当的时间点头等。

澄清

有时有必要问患者以弄清他们说话的含义。可以这样问：

> "请告诉我你腹疼的准确时间。"
> "关于疼痛，你能详细说说吗？"
> "你说的'晕'是什么意思？"

回应

回应患者刚刚说的话有助于患者讲述他们的故事，特别是当患者感到很难继续时。

让患者谈与疾病有关的话题

尽可能有效地利用你的时间，这一点很重要。这样做包括帮助患者不要偏离谈话的主题。你应该在适当的时候打断患者，并重新将谈话引向主题。例如：

> "您刚才跟我谈的关于您工作的事很有趣，但我想听您仔细谈谈有关您头痛的事。"
> "这会有助于我了解引起您胸痛的环境条件。"

沉默

沉默可能令人们感到不安，于是医生倾向于急着提另一个问题，尽量不要这样做。沉默是有价值的，它给患者时间思考刚刚说过的话。可以利用沉默观察患者，对到现在为止的谈话做个回顾，并为下一步做计划。

为谈话指明方向

道路上的路标指引人们通向目的地，并使人们不偏离正确的路线。

与患者谈话过程中的路标告诉患者你想谈的问题，这是有效沟通中有价值的组成部分。例如：

"现在我想就……再问你几个问题"

还有：

"谢谢您和我谈的这些，现在我想为您做查体。"

无论是在整个谈话过程中，还是当谈话结束时你对患者所说的做总结时，为谈话做路标都是有用的。

总结

在谈话结束时，对患者说的话做总结，如"我想确认一下我的理解是否正确。您告诉我……"。总结有以下几个重要作用：

- 给患者机会纠正任何可能的误解，确认你对患者的故事了解的准确性
- 回顾患者的故事，并由此推想还需要探究哪些问题。同时，如果因不知接下来要问什么而卡壳，做总结会为你赢得时间
- 对已经说过的话做总结可以帮助患者继续谈论病情，这是一种协助方法
- 有助于让患者不偏离主题
- 使者知道你在认真听并很感兴趣
- 是一种结束谈话的合适方法

结束谈话

重要的是要留下充分的时间适当地结束谈话（表2.2）。要记住的基本要点是：

- 总结患者说的话
- 请患者确认你总结的准确性
- 问患者你是否遗漏了患者认为很重要的信息
- 问患者是否要做补充
- 以对患者的感谢结束谈话，如"谢谢您，我们谈完了"

触摸

触摸是一种强有力的沟通方式，我们用它来表达包括亲切、爱和愤怒等各种情感。在医患关系中，触摸可以传达关心和同情，同时触摸本身就可以有治疗作用。然而，使用触摸的方式和时间必须合适，

要考虑患者的敏感程度和医生的职业行为准则。

在医患接触中，应该在什么时候使用触摸？显然没有严格的规定。看病开始时与患者握手是为社会所接受的。伸出双臂安慰一个痛苦的患者，或者当患者表现出很难表达思想和情感时，把手放在患者的手臂上以表示同情，这样做常有助于患者继续谈下去。以下是给予患者触摸的两条总原则：

- 尽量估计患者对触摸的可能反应。你可以从患者谈话的方式、患者的姿势和其他肢体语言捕捉暗示
- 如果你对触摸患者感到不自在，建议你不要做。如果是这样，你可能会让患者发现你的不安

查体时的沟通

到目前为止，我们讨论的触摸是谈话过程中发生的触摸。为患者查体时的触摸要注意另外一些问题。记住，当患者躺在诊察台上等待查体时，患者对自身的弱势和医生的权威非常清楚。他们可能对医生查体的发现感到害羞和忧虑。应尽量让患者放松。以下是原则：

- 始终尊重患者。查体前和查体过程中应该有一条毯子用以遮盖患者
- 解释你要做什么，患者对此是否担心？
- 小心不要在此时通过面部表情或没有解释地对患者身体的某一部分使用过长的时间查体而引起患者的疑虑
- 观察患者的表情，尽可能避免引起患者的不适。可以说“如果我弄疼你了，请告诉我”

同情心

患者对于表现出同情心的医生会心存感激。同情意味着将自己置于别人的位置上。正如 William Osler 爵士建议的：“尽量减轻患者的精神痛苦，走进他的情感世界，温柔地探索他的思想。亲切的话语、热情的问候、同情的注视－患者理解这些举动的含义。”

有些人比其他人更富有同情心，这与人的个性有关。然而，有证据表明对患者的同情是一种可以学习的技能。表示对患者的同情包括很多我们在本章讨论过的技能：

- 与患者保持良好的目光接触，采用合适的身体姿势和音调
- 注意听患者的谈话
- 捕捉患者的语言和非语言暗示并予以适当的回应

● 申明你对患者的理解，如：

患者：7 年前，我在法国度假时，我父亲去世了。
医生：当时您一定很痛苦。

请记住，同情是强有力的治疗手段。

以患者为中心的谈话

传统的做法是，医生在与患者的谈话中担任主角，目的在于从疾病和病理学的角度解释患者的症状。这样做就很少关心患者的担心与想法，并且，也没有让患者参与决定如何治疗疾病。这种被称为以医生为中心的谈话方式为多数患者所接受。然而，这种做法已有所改变。很多患者想对自己的疾病有更多的了解，并想参与治疗方案的制订。而且，现在有越来越多的证据表明，以患者为中心的医患交谈会让患者更满意、更可能坚持治疗，因此也更有利于患者的康复[1]。

本书中的很多案例说明了看病时以患者为中心的做法。以下案例对比了以医生及以患者为中心的谈话方式。

案例 2.4

以医生及以患者为中心的谈话方式

Fraser 女士是一个办公室职员。因为她在过去的 6 个月中持续咳嗽、气喘，全科医生建议她去当地医院看病。她想戒烟，但发现很难戒。她工作时咳得更厉害，因此她认为咳嗽是因为办公室的空调引起的。她担心她不得不辞去工作，而这份工作正是她个人和 3 个孩子的生活来源。

以医生为中心的谈话方式

Eliot 医生：你的医生说你咳嗽，多长时间了？还有别的症状吗？

Fraser 女士：已经有 6 个月了，有时也气喘。

Eliot 医生：你吸烟吗？

Fraser 女士：我正在努力戒烟，现在只是晚上吸两根。

Eliot 医生：你的病可能是由于吸烟引起的。我强烈建议你戒烟。我为你安排了做胸部 X 线和其他检查，1 个月后再来复查。

以患者为中心的谈话方式

Eliot 医生：你的医生说你咳嗽。能和我详细说说吗？还有别的症状吗？

Fraser 女士：我已经咳嗽 2 个多月了，有时也气喘，特别是在早晨。

Eliot 医生：能告诉我你咳嗽时有痰吗？

Fraser 女士：是的，有时早晨咳嗽时有痰，但我想那是因为我吸烟的缘故。现在我正在努力戒烟。还有，我气喘，特别是在工作时。所以我认为气喘是由于办公室的空调引起的。

Eliot 医生：看来你担心的事情有两件，一是你想戒烟，我肯定这对你的身体健康很重要。第二，你担心你的工作。我能为你做什么？

Fraser 女士：我想让你帮我戒烟。还有，你是否能给我的工作主管写封信，因为我最近好长时间没上班，我真怕失去工作，那样就还不了房屋贷款了。

以患者为中心的谈话特点是什么？

以患者为中心的谈话被说成"进入患者的内心世界，透过患者的眼睛看病"。

停下来想一想

你怎样做到这一点？

首先，回顾 Eliot 医生与 Fraser 女士之间的两种不同风格的谈话，列出两个对话之间的区别。

以患者为中心的谈话特点是：

- 弄清患者的患病经历
- 弄清患者对其所患疾病的认识（关于如何与已经知情的患者沟通，将在第 11 章讨论）
- 允许患者表达自己的想法（如引起疾病的原因）
- 允许患者表达疾病会对他们的生活产生影响的担忧
- 讨论治疗时，征求并尊重患者的意见

遵照我们在本章提出的良好医患沟通的指南进行练习，就能做到。基本原则如下：

- 帮助患者放松，表现出同情心
- 使用开放式问题提问
- 认真听患者的描述，捕捉语言暗示
- 捕捉患者的非语言暗示并有所回应

以患者为中心的谈话是否总是合适？

除了急诊，以患者为中心的谈话适用于大多数医患交谈，而且交谈的结果对患者和医生都有利。但是有一点必须记住，有些患者情愿进行以医生为中心的谈话，或者说，他们想让医生以一种家长式的作风控制谈话及治疗。

职业素质（professionalism）与沟通技能

当你看报、看杂志和阅读医学期刊时，你可能已经注意到，"职业素质（professionalism）"一词是被常常提及又引发争议的。近几年来，职业素质的概念显得越来越重要。从希波格拉底时代开始，医学就是所有职业中最受尊敬的职业之一。这就产生了一系列问题，包括：什么是职业？对医生来说职业素质指的是什么？

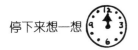 停下来想一想

职业包括医疗、护理、法律。这些职业有什么共同之处？什么是一种职业的特征？

一个比较令人满意的定义是，一种职业是一个有知识的专业群体，它在社会中独立存在，又对社会负有责任。接下来想一想，作为医生，职业素质是什么？

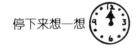 停下来想一想

我们所说的"医学职业素质"指的是什么？想一想一个好医生的品质和行为。

作为思考的开始，你可以看看希波格拉底誓言。过去，要从事医学职业的人在一开始就要宣读此誓言。然而现在，如果还有的话，也很少有哪个医学院要求毕业生宣读希波格拉底誓言，尽管有些学校为新学生举行授白大褂仪式时，新生宣读的承诺反映了希波格拉底誓言的某些方面。[2]

我们可能会想，我们知道职业素质指的是什么，但是又发现很难定义它。我们能认识到什么是职业行为，特别是当某人的行为违背了职业素质时。很多职业团体讨论过职业素质，并想为职业素质下定义。这里是伦敦皇家内科医师学会（Royal College of Physicians of London）的定义：

"医学职业素质是指医生的一整套价值观、行为规范和人际关系，这些价值观、行为规范和人际关系支撑着公众对医生的信任（Medical professionalism signifies a set of values, behaviors and relationship that underpins the trust the public have in doctors）"[3]。

这些价值观、行为规范和人际关系，如英国医学总会[4]所列举的那样，体现在医生的职责中（表2.3）：

表 2.3　医生的职责[4]

- 首先考虑患者忧虑的事
- 保护和促进患者及公众的健康
- 提供高标准的医疗服务
- 实施个体化治疗并尊重患者的尊严
- 在工作上与患者建立伙伴关系
- 诚实、公开、诚信

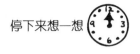
停下来想一想

想想以上提到的医生的各项职责之间的联系，以及你应该如何与患者沟通。

其中的某些联系在以前的章节中已讨论。英国医学总会在"优良的医疗工作（Good Medical Practice）"中指出了其他联系（见以下带下划线的文字）：

- 首先考虑让患者忧虑的事
  —回顾有关同情、以患者为中心的诊察和职业素质
- 保护和促进患者及公众的健康
  —为患者提供有关生活方式的建议（见第 4 章）
- 提供高标准的医疗服务
  —这需要团队合作以及医生个人医疗技术的保持和提高
- 实施个体化治疗并尊重患者的尊严
  —为患者治病时应礼貌、体贴、周到
  —尊重患者要求对个人隐私予以保密的权利
- 在工作上与患者建立伙伴关系
  —倾听患者的诉说，回答患者关心的问题和个人喜好
  —以患者能理解的方式告诉他们想要或需要的信息
  —为患者提供治疗及护理时，尊重患者与你共同做决定的权利
- 诚实、公开、诚信

正如你会看到的那样，培养和保持良好的医疗沟通技能是履行医生职责的基础

要　点

■ 与患者进行有效沟通的核心技能包括提问、主动倾听和谈话时对患者的协助。
■ 这些技能可以通过学习掌握，而且需要实践。
■ 提问
　—尽量使用开放性问题，特别是在与患者谈话的开始时。
　—用具体的、封闭性的问题获得特定的信息。
　—用试探性的问题澄清、证实患者所说情况的准确性，并帮助患者在此基础上详细说明病情。
　—避免使用诱导性问题。
　—避免一次问多个问题：这样做让人迷惑。
　—如果患者听不懂或患者的回答不清楚时，用更简单的语言重复一遍问题。
■ 倾听
　—倾听是良好沟通的核心技能之一。
　—允许患者谈话，不要打断他们。
　—有效的倾听指的是集中精力听患者谈话，并在患者说话时努力理解他们的情感。

续表

—注意患者的语言与非语言暗示。

—用肢体语言和有助于谈话的评论表示你在注意听。

—允许谈话的暂停和沉默。

■ 为谈话指明方向

—在整个谈话中都要使用这一方法，用来说明你接下来要说什么。

■ 在谈话结束时留出时间，总结患者说过的话，并问患者是否有所补充。

■ 避免易犯的错误：

—问太多的问题

—不让患者用自己的话讲他们的故事

—不必要地打断患者的谈话

—未能领会患者的语言和非语言暗示

■ 职业素质

—良好的沟通技能是职业行为的基本组成部分。

参考文献

1. Stewart MA, Brown JB, Weston WW et al 2003 Patient-centred medicine: transforming the clinical method, 2nd edn. Radcliffe Publishing, Oxford
2. Gillon R 2000 White coat ceremonies for new medical students. Journal of Medical Ethics 26: 83–84
3. Royal College of Physicians 2005 Doctors in society: medical professionalism in a changing world. Report of a working party of the Royal College of Physicians of London. Royal College of Physicians, London
4. General Medical Council 2006 Good medical practice. General Medical Council, London

（钟照华）

第 3 章

问　诊

"……问诊也许是医生所掌握的最有力、最敏锐的工具。"

在高科技盛行于医疗领域的今天，George Engel 在 1973 年说的这句话也许会让你惊讶。但是问诊依然是有效的，而且将来也是如此。为什么问诊在医疗活动中的地位如此重要呢？

患者来看病时告诉医生的通常是他们的症状或感受、他们的焦虑和对生活其他方面的担心。他们还想知道，作为患者，医生会如何对待他们。医患之间的交谈是解决问题的基石。而医生也应尽可能准确地获悉患者的问题，并对这些信息进行处理（通常是做出诊断），使得医生（最好通过与患者的合作）制订出解决问题的方案。如何才能做到这些呢（表 3.1）？

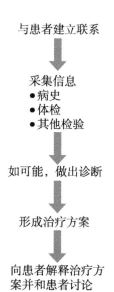

图 3.1　为患者制订治疗方案

与患者建立联系

采集信息
●病史
●体检
●其他检验

如可能，做出诊断

形成治疗方案

向患者解释治疗方案并和患者讨论

1. 利用在第 2 章中所描述的技能与患者建立关系。这会使患者尽可能详细地讲述自己的病史，包括他们的担心与忧虑。

2. 使用本章后文所描述的框架采集病史。

3. 处理所得到的信息，并以体检和检验结果作为补充。这一阶段涉及临床医学知识和决策能力，而这一能力则是通过经验积累而成的。这些内容将在本章后文中简要讨论。

4. 向患者解释可能出现了什么问题，可能给予患者什么帮助。要成功地做到这一点，需要良好的沟通技能，并使患者参与治疗方案的制定。

5. 在问诊结束时，总结患者向你讲述的内容，并对患者表示感谢。

开始问诊：建立关系

(p. 173) 练习 5　　复习第 2 章，并请记住提供舒适的环境、解释谈话的目的和说明谈话所需的时间这些做法的重要性。你的目的是帮助患者尽可能全面、准确地讲述病史。

案例 3.1

开始问诊的好办法

一家医疗机构的高级住院医生请学生对 Jones 牧师问诊，Jones 先生刚刚因为外伤入院。学生看到 Jones 先生在侧面的一间病房，他进病房时 Jones 先生正在看报纸。

学生：　　　您好，Jones 先生。抱歉打扰您，我是 Ben Brown，Morrison 医生小组的学生。我被指派过来了解您入院的原因，以便在本周晚些时候 Morrison 医生查房时我可以向他汇报您的情况。我大约有 40 分钟时间。您看可以吗？

Jones 先生：当然可以，我们开始吧。

学生：　　　好的，我要做些记录，以便随后写您的病历。您觉得这样可以吗？

Jones 先生：没问题。

收集信息：采集病史

19 世纪法国医生 René Laennec 说："倾听患者的诉说，因为他们在向你提供诊断的证据"。他的话强调了病史对做出诊断的重要性，后来的研究也证实了这一点。一项研究发现，在 80 名患者中有 66 名患者只根据其病史就做出了正确的诊断，只有 7 名患者在体检后改变了最初的诊断，另 7 名患者在拿到检验结果后改变了诊断（图 3.2）[1]。

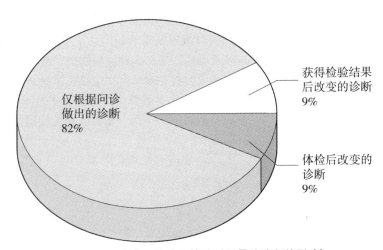

图 3.2　　病史、体检和检验对于最终诊断的影响[1]

这些研究结果表明了采集病史的重要性，利用第 2 章所述的技巧，尽可能准确有效地采集病史。正如 Rene Laennec 建议的，认真聆听具有特别重要的意义。

你经常会被要求"向患者采集病史",此话表明这一过程是单向的,即从患者到医生。但是我们已看出医生的行为(如身体语言、提问和倾听的方式)会影响患者如何讲述他们的问题。有人说医生应当学会得到病史而非采集病史。记住,如果你通过学习和实践获得了良好的沟通技能,就会得到更加准确和相关的病史。

病史的结构

当你开始临床培训时,可能会得到有关"如何采集病史"的书面说明。要根据这一框架(表 3.1)制定采集病史的一整套方法,这一点非常重要。

> **表 3.1　病史的结构**
> - 患者的基本信息
> - 对现有疾病的描述
> - 现病史
> - 对患者身体各系统的询问
> - 既往史
> - 家族史
> - 社会活动史

患者的基本信息

包括患者的姓名、住址、年龄、职业和婚姻状况。在问诊前应尽量了解到患者的姓名。否则,首先向患者询问名字,并询问患者希望如何称呼他/她。称呼一个人的教名(接受洗礼时所起的名字)越来越常见,但是许多人,尤其是老年人,喜欢更正式的称呼方式。在接下来的问诊过程中,你就可以采集其他的信息,这样可以避免一开始就向患者问一系列的问题。

对现有病情的描述

通过一个开放式问题,询问病症,如:

"请告诉我是什么问题使您来到医院,好吗?"

"您今天为什么来看病?"

一字不差地记下患者的回答。以下是来自 3 个患者的例子:

Alton 女士:(教师,52 岁,已婚,有两个孩子)

　　　　　　　我已有一段时间大便不正常,我的腹部疼。

Brown 先生:(退休的汽车修理厂主,72 岁)

我排尿困难。

Dawes 先生：（建筑工人，47 岁）

我胸部突然疼得厉害，我很担心。

有时患者给出的是诊断，而不是症状："我的腿有关节炎。"如果是这种情况，需要问一下患者他/她的感觉是什么样子："能否告诉我您有什么症状？"患者对关节炎的理解也许与你的理解不同。如果患者给出了你从未听说过的诊断，不要因此而感到难堪。

患者：我得了遗传性出血性毛细血管扩张症（Rendu-Osler-Weber）。

学生：对不起，我对这种病不太了解。也许您可以说说您哪不舒服。

患者也许不仅描述他们的问题，还会告诉你他们的感受：要记住，患者会教会我们很多东西。

一位患者也许情绪激动地描述自己的病情：

Dawes 先生：我感觉非常糟糕，我想我要死了。

Buck 医生：那一定是很可怕的感觉。您想现在讲一下，还是我们继续看病，您以后再说？

即使你决定要在后面处理这个问题，在问诊继续进行之前，也应对患者的这种情绪做出适当反应。

接下来，问一下患者他/她是否还有其他的问题。在获得与当前疾病有关的更多信息之前，通常更容易发现患者的其他疾病：

Kite 医生：您告诉我您排尿困难，在我们深入谈这一问题之前，是否可以告诉我您还有其他问题吗？

Brown 先生：是的，最近腿脚不太好使，爬楼梯时有点气短。我妻子刚刚患了中风，我为她担心。

列出患者需要解决的所有问题——身体的、心理的和社会的，这会帮助你掌握好问诊的先后次序和节奏。这也会减少这种情况发生的概率，即患者在要离开诊室时才说出问题（经常是最困扰患者的问题）。在这种情况下，你永远也不要忽视患者说的问题。处理此种情况的策略取决于许多因素，包括可用的时间多少及你认为这个问题的严重程度。你应当给患者机会描述一下问题。如果你觉得可换个时间讨论这一问题，可以说："关于这个问题，也许我们可以在明天你来看病时再谈。"

当然，患者也许忘记了一些问题，或者在问诊开始的时候不愿意透露这些问题。但是随着问诊的进行，你和患者建立起关系，他们会愿意同你讨论他们的问题。

现病史

这是病史最重要的部分（图 3.3）。你的目的是：

- 得到完整、准确、相关、详细的现病史
- 弄清楚患者认为哪里出了毛病
- 明确患者对所患疾病的态度
- 确定现有疾病对患者的日常生活和各种关系有什么影响

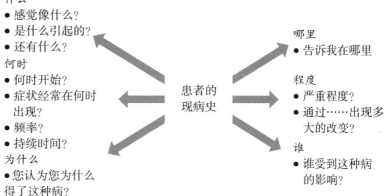

图 3.3　采集患者的现病史

现在你可以通过询问更加开放的问题采集详细的病史。这些问题的具体性质取决于患者存在什么样的问题。多数问题可通过以下询问来探究：

什么：　感觉像什么？是什么引起的？

何时：　何时开始？症状经常在何时出现？（频率？持续时间？）

为什么：您认为您为什么得这种病？

哪里：　告诉我在哪里。

程度：　严重程度？受饮食、外部干预的影响会产生多大的改变？

谁：　　这种病会影响到谁？

时间：何时？

你应了解疼痛何时开始、开始的症状、持续时间、发生的频率，在某些情况下还要问一下它是如何结束的。有时有必要让患者回忆一下疾病发作时的状况，并描述之后是如何发展的。如果出现多次发作，让患者描述一下典型的发作症状。也许应问一下疼痛持续的时间长度：

Buck 医生：　疼痛持续了多长时间？

Dawes 先生：就一会儿。

Buck 医生：　1 分钟？5 分钟？半个小时？

Dawes 先生：哦，不是半个小时。

Buck 医生：　究竟多长时间？

Dawes 先生：大约 15 分钟。

部位：哪里？

如果患者所说的是疼痛，明确疼痛的部位尤其重要。应让患者指出部位，假如是腹部疼痛，你需要知道确切的部位，以便做出正确的诊断。

放射疼：哪里？

同样有必要弄清楚是，是否存在放射疼。如果有，疼痛放射到哪里。患有胆囊疾病的患者可能会感到上腹部和右肩部疼痛。椎间盘膨出的患者也许背部疼痛，并放射到腿。

性质：什么样子？

症状的性质各异。例如，疼痛可以被描述为锐痛、钝痛、急性疼痛、跳痛、持续性疼痛、短暂性疼痛。在鉴别诊断中疼痛的类型十分重要。例如，胸膜炎患者通常会说吸气时胸部锐痛，而心脏病患者通常会说胸部有持续的"紧缩性绞痛"。

严重程序：有多严重？

你想要知道问题有多严重，例如，疼痛是轻度、中度、还是很严重。当然，人们对疼痛的忍耐程度有很大差异，因此应让患者将他们目前疼痛的严重程度与先前的进行比较。

Dawes 先生：疼得真是很难受。

Buck 医生： 您是说这是最疼的一次？

Dawes 先生：我得坐骨神经痛时腿也疼，但这次要比那时厉害得多。

相关体证与症状：其他？

询问这些问题有助于为诊断和治疗提供重要信息：

Buck 医生： 当您胸部疼痛的时候，是否还有其他症状？

Dawes 先生：是的，我心跳得厉害，还感觉有点气短。

随着你的临床医学知识的增加，采集这一部分的病史会变得更加容易。

情境：何时出现？

应弄清楚症状出现的情境：

Ross 医生： 关于您的腹痛及其与肠气和排便的关联，已经给我讲了很多。您能否告诉我，疼痛出现时，您通常在做什么?

Alton 女士：我一直在想这个问题。我在休假的时候从来不疼，似乎多数发生在我工作繁忙的时候，或我们在家等候客人的时候。

影响因素：如何受……的影响?

弄清楚使症状变坏和变好的原因：

Ross 医生：当疼痛出现时，怎样能有所改善?

Alton 女士：在排气或排便后会好一些。

Ross 医生：您的饮食对它有没有影响?

Alton 女士：我以前吃很多蔬菜和水果，但现在吃得少了，疼痛好像缓解了一些。

Ross 医生：您是否吃过什么药?

Alton 女士：没有。我试过一次扑热息痛（注：对乙酰氨基酚），但似乎不起什么作用。

采集病史最好的办法是以开放式问题开始，注意患者当即描述了哪些问题，然后以封闭式或探究式问题补充。一开始你会发现做到这一点很难，因此需要通过练习来掌握这一技能。

对患者生活质量的影响

从患者的回答中，你会发现患者所患疾病对他/她的生活产生了很多影响。你应当特别关注下列因素的影响：

- 情绪
- 关系，尤其是与配偶和其他家庭成员的关系
- 工作
- 休闲和社交生活
- 性生活

Ross 医生：我想知道您的症状对您的生活总体上有什么影响。

Alton 女士：我不确定您理解了多少，但我自己知道这些症状有时使我感到有点沮丧。

Ross 医生：有点沮丧? 您能否解释一下?

Alton 女士：哦，对此我有点受不了。因为总是在我们就要出门的时候开始疼，我不得不在卫生间坐上好长时间，于是我们就要迟到。我丈夫非常不高兴。

Ross 医生：这使您很焦虑吗? 也许您可以说一说您和您丈夫相处得如何?

Alton 女士：我们的关系时好时坏。但说实话，还可以。

Ross 医生：跟其他家人的情况怎样？

Alton 女士：哦，我的女儿们都很好。我们相处得很不错。

注意 Ross 医生如何使用开放式问题，让她澄清"有点沮丧"是什么意思，并从她的话中捕捉到她与丈夫之间关系的线索。

患者对所患疾病的理解

弄清楚现有疾病对患者意味着什么（患者认为问题产生的原因或与之相关的因素）：

"也许您可以跟我讲一下您认为您的问题产生的原因是什么？"

"对于您的问题您最担心的是什么？"

应了解患者的焦虑及他们如何理解这些症状，以便于你能够提出适合他们需求的解释和建议。当患者的文化背景与你的不同时，这一点也许尤其重要。

在这一阶段，要总结一下患者针对现有疾病所说过的话，以此向患者核实你的记录的准确性，并做可能的补充。

针对患者身体各系统的询问

这部分谈话涉及一系列与身体各个系统相关的问题，目的是发现一些重要症状。这些症状可能被患者忘记，或者患者认为不重要，因为它们可能与现有病情不相关。关于这部分谈话内容，在学习的最初阶段，学生会感到有困难。首先是因为很难记住所有要问的问题；其次，因为他们担心患者可能怀疑这些问题的相关性，并可能对大部分问题给出负面的回答。克服这些问题的方法是：

- 使用帮助记忆的工具：在一张小卡片上记下身体系统的名称，在问诊时进行参考。
- 在介绍这一部分问诊时，可以这样说："现在我要向您问一些有关常见疾病的问题，这样可以确保我们不会错过任何重要的东西。"

图 3.4 列出了可讨论的话题，下面是一些提问的实例。

心血管系统

您能否告诉我您心脏是否有问题？是否有胸痛或心悸？踝部是否肿过？

呼吸系统

您的肺是否有问题，如气短或咳嗽？是否有痰？痰是什么颜色？是否看见痰中有血？

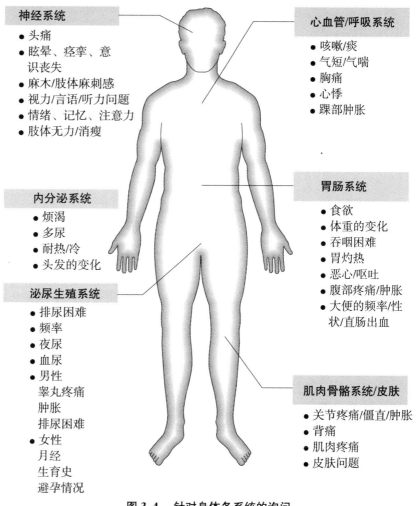

神经系统
- 头痛
- 眩晕、痉挛、意识丧失
- 麻木/肢体麻刺感
- 视力/言语/听力问题
- 情绪、记忆、注意力
- 肢体无力/消瘦

心血管/呼吸系统
- 咳嗽/痰
- 气短/气喘
- 胸痛
- 心悸
- 踝部肿胀

内分泌系统
- 烦渴
- 多尿
- 耐热/冷
- 头发的变化

胃肠系统
- 食欲
- 体重的变化
- 吞咽困难
- 胃灼热
- 恶心/呕吐
- 腹部疼痛/肿胀
- 大便的频率/性状/直肠出血

泌尿生殖系统
- 排尿困难
- 频率
- 夜尿
- 血尿
- 男性
  睾丸疼痛
  肿胀
  排尿困难
- 女性
  月经
  生育史
  避孕情况

肌肉骨骼系统/皮肤
- 关节疼痛/僵直/肿胀
- 背痛
- 肌肉疼痛
- 皮肤问题

图 3.4　针对身体各系统的询问

泌尿生殖系统

您排尿是否有过问题？排尿时是否疼痛？尿是否有异常颜色或气味？

对患者精神状态的评估

这应当是对每个患者问诊的一部分。通过对患者精神状态的简短评估，你可以发现一些认知性问题（这会使你对病史的可靠性保持警觉）及患者患有精神疾病的可能性。这里对日常的精神状态评估做了简要说明。如果怀疑患者有精神疾病，在有关精神疾病的教材中对评估方法有更加详尽的说明。

外表和行为

在评估患者的精神状态时非言语线索十分重要，尤其要注意衣着和外表。精神病患者或酒精依赖患者经常忽视他们的外表，抑郁的患者可能穿着深色的衣服。在问诊时，注意患者与你的目光接触，抑郁的患者可能不愿与你对视。还要注意患者的行为举止：患者是否表现出不安、焦虑，或是动作迟钝？

言语

在问诊时你或许已经注意到一些异常。注意到这些异常很重要，因为它们可显示出心理和神经功能是否正常。要注意到患者言语的质与量。抑郁患者讲起话缓慢无力；激动、狂躁的患者语速快，给人一种紧迫感。

情绪

在问诊时，你会从患者的举止和表达方面得到有关患者情绪或感情的信息。患者表现出抑郁、焦虑、不安、狂躁还是冷漠？为了进一步探究，你可以询问一些一般性的问题，如：

"我想知道您是否还像以前一样享受生活？"

"您如何看待您所得的病？"

"也许您可以跟我讲一下，您近来是否感觉有点沮丧（紧张、焦虑、激动）。"

内心世界

这是指患者的主要焦虑，例如，患者是否存在妄想或有自杀的念头。第一个恰当的问题是："您是否可以告诉我您现在在想什么？"如果患者明显地露出忧伤的表情，你应当敏锐地询问有关自杀意向的问题：

"您似乎一直以来有很多问题。我想知道您是否有时感到生活已失去了意义？"

认知功能

这是指患者的取向和一般心理功能。问诊的前面部分对患者是否具有某种取向提供了有价值的线索。如果有疑问，一个适当的问题可以是："我想问您一些有关您的思维和记忆的问题。您能否告诉我今天的日期，您现在在哪里？"对认知功能的测试包括短期记忆测试，如"我将跟您说三样东西，希望你记住它们。这些东西是鱼、星星、房子。"过一会儿，你可以让患者回忆这些东西。另一个正式的测试是让患者连续地从100减去7。通过对患者的精神状态进行这种简单的评估，你就会知道在问诊的某个阶段是否要对患者的精神状态进行更详细的了解。

既往史

有关患者先前疾病的信息对于理解现有疾病及其治疗十分重要。你应当获得患者如下的信息：

- 先前的一般健康状况
- 曾患的疾病
- 住院情况
- 手术情况
- 事故与受伤
- 怀孕情况

先解释一下你的意图，然后逐一谈出你需要涵盖的话题：

Ross 医生：　您已经谈了有关您消化道情况的许多问题，我也问了您许多问题。现在我想问一下您过去曾得过的疾病。您是否可以讲一下？

Alton 女士：　让我想一下，我在 15、16 岁的时候做了阑尾炎切除手术，5 年前在美国度假时得了胸部感染，就这些。

Ross 医生：　是否做过其他手术？

Alton 女士：　不，没有做过。

Ross 医生：　是否在其他的时候住过院？

Alton 女士：　只是在生两个孩子的时候。现在他们都已经长大了。

Ross 医生：　怀孕时是否有什么问题？

Alton 女士：　没有，一切都很好！

Ross 医生：　您是否曾发生过事故或受过伤？

Alton 女士：　哦，是的。10 年前我在冰上滑倒，摔断了腿。实际上我当时在医院住了几周。我都把这事忘了。

Ross 医生：　他们给您做手术了吗？

Alton 女士：　是的，做手术是因为他们说那是一次严重的骨折。

Ross 医生：　好的，我现在总结一下您跟我讲的话：您年轻时做了阑尾炎切除手术，近些年您曾经骨折，得了胸部感染，但每次都恢复得很好。

在这一阶段，你可能想从患者既往病史中排除掉许多具体的疾病。这要看患者的具体情况，但是不可忽视的有肺结核、风湿热和糖尿病。

你会注意到 Ross 医生主要询问了一些封闭式问题，因为他想得到具体信息。这部分谈话的目的是了解既往病史的关键问题，除非某些问题与现有疾病有关，否则不必问得很详细。注意 Ross 医生对 Alton

女士跟他讲的话进行了总结。

家族史

家族史的重要性包括两个原因。首先，患者可能患有遗传性疾病。其次，患者对现有疾病的担心可能与其他家庭成员的经历有关。例如，Alton 女士可能因为其父亲死于结肠癌而担心自己的消化道症状。这是一条很重要的信息，原因之一是它会帮助你解释患者如何陈述自己的症状，其次是因为 Alton 女士患结肠癌风险增加了，因为结肠癌至少部分是有遗传倾向的。

在采集家族史时，要询问所有的第一直系亲属（父母、兄弟姐妹、子女）是否健在，否则问一下其死亡原因：

Ross 医生：十分遗憾，据说您的父亲死于癌症。他去世的时候多大年龄？

Alton 女士：我想是 56 岁。

Ross 医生：您母亲怎么样？

Alton 女士：哦，她很好，除了有点关节炎。她 80 岁了。

采集家族史应谨慎地进行。如果你解释了这些信息可能具有的意义，患者会意识到其重要性。在家族史的采集结束前，问一下患者是否有某些具体疾病的家族史，如心脏病、高血压、糖尿病。你可以画一张家族病的家系图（图 3.5）

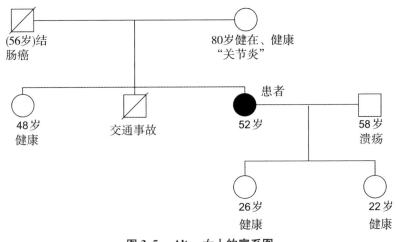

图 3.5   Alton 女士的家系图

社会活动史

在这一部分的问诊，你应当构建一种患者在医院或诊室之外的情形。

● 患者每一天如何度过？
● 患者家庭的结构是什么样子，家庭成员关系怎样？

- 患者的生活方式是什么样子?
- 患者是否担心经济、住房等方面问题?

这些信息不仅能帮助你理解患者如何陈述他们的问题,也有助于和患者讨论治疗方案。社会活动史可以划分为患者概况、生活方式(尤其是危险因素)及压力和支持因素的来源。

患者概况

包括家庭生活、其他亲密的关系、工作和日常活动。合适的开放式问题可以是:

"您能否跟我讲一下您个人的情况? 也许您可以先讲一下您的家人和其他亲密的人的情况。"

"您能否跟我讲一下您日常的生活情况?"

有关患者的概况,在结束时你可以询问另外一个开放式问题:"有关您和您的家庭,我是否还需要了解别的什么东西,以便于我对您的情况有更好的了解?"

职业史

职业史很重要,因为它具有病因学意义(如使用强力洗涤剂的人易患手部皮炎,护士易患背痛),或者它可能影响患者是否有能力重返工作岗位(如患有背痛的护士可能无法返回老年病房的工作岗位)。职业史的基本特点包括:

- 目前的工作(内容包括潜在的危害健康的因素、工作时间长短、与工作有关的压力)
- 所有先前的工作(详细情况、工作的时间)

生活方式

患者的吸烟和饮酒习惯非常重要,因为它们是很多疾病的危险因素。应当采集如下信息:

吸烟史

您吸烟吗? 您吸什么烟? 您吸多少烟? 像这样吸烟多久了? 如果患者不吸烟,问一下是否有过吸烟史,如果有,持续了多长时间?

饮酒史

询问饮酒的细节问题,你可能会感到没有自信。但是如果恰当地进行询问,患者很少拒绝回答。如果患者饮酒,询问每周一般喝什么酒,喝多少:

Buck 医生：我现在要问一下您的饮酒习惯。请告诉我您是否饮酒？

Dawes 先生：是的，但量不多。我觉得你可以把它叫做社交式饮酒。

Buck 医生：您能否告诉我您喝什么酒？

Dawes 先生：多数是啤酒。多数晚上我去酒吧，和同伴喝上几品脱（1 品脱＝0.57 升）。

Buck 医生：几品脱？如果您能回忆一下在过去几周您每晚喝多少酒，会帮助我了解您的情况。

Dawes 先生：哦，我想一想——我上周也许去了 4 次酒吧，每晚喝 3 品脱（1.71 升）。

Buck 医生：谢谢，这对我了解您的饮酒情况很有帮助。

你应当以每周多少"单位"来记录饮酒量。一"单位"相当于 8 克酒精的含量，相当于半品脱啤酒、1 小杯葡萄酒或酒吧标准容量的烈性酒。因此 Dawes 先生在见到 Buck 医生前的那周喝了 24 个"单位"的酒。

用药史

包括目前医生所开出的所有药物、患者购买的所有非处方药以及曾用过的消遣性药物。

压力的来源

与工作、个人关系、经济状况和住房相关的压力会严重影响到健康，因此有必要弄清楚这些因素。合适的问题可以是：

"您是否感到压力特别大？"

"什么事情给您带来压力？"

还有必要弄清楚患者可能得到的支持的来源："也许您可以告诉我您可以从谁那里得到帮助？"

现在已经接近了问诊的尾声，应当熟悉了患者的情况，并准备书写记录。正如在第 2 章所讨论的，你结束问诊的方式很重要。记住结束问诊的关键特征：总结你所听到的；问一下患者是否有需要纠正或补充的信息；感谢患者与你交谈。

书写病情记录

也许患者向你讲述他们的情况的方式并不太适合病史采集的顺序。书写病情记录使你能够整理一下这些信息。应按照用于采集病史的相同标题（表 3.1）清晰准确地记录。在结束时总结要点，列出可能的诊断，并提出治疗方案建议。如果你的记录不包括在病历中，应当避免那些可能使他人认出患者的细节，以防万一因为你的记录丢失而泄露患者的信息。做到这一点的最简单办法是使用患者名字的首字母，而非全名。

我们将在第12章对病情记录的书写和保存进行了更详细的讨论。

患者是否可以得到有关他们的记录？

答案是肯定的。根据于1998年颁布、2000年3月生效的《资料保护法案（Data Protection Act)》[2]，患者有权得到医院或全科医生保存的有关他们的信息。这适用于所有的书面和电子记录。在个别情况下，医生可能会拒绝为患者提供记录，例如，如果考虑到患者看到记录后会对他/她造成伤害。因此你永远不要写下任何你不希望患者看到的东西。现在通行的做法是给患者寄去有关他们的情况的信件，实践证明多数人喜欢这种做法。第12章将对此做进一步讨论。

调整采集病史的顺序

应学习病史采集的顺序并付诸实践。按照一定的结构采集病史，就不太可能遗漏重要的信息。然而在某些情况下，你需要进行一些调整。例如，花时间采集一个因交通事故而导致复合性骨折患者伤情的完整病史或是因急性胸痛入院患者的完整病史，这些是不恰当的。

当你在门诊和全科诊所实习的时候，你会注意到医生在问诊时很少采集完整的病史。这反映出医生进行诊断和制订治疗方案的方式。从患者那里采集所有可能的信息（病史、体检和检验结果），然后才做出诊断，并非是做出治疗决定的最有效的方式。

那么医生怎样决定患者的问题所在及如何处置？研究表明在问诊的初始阶段，医生根据临床知识和经验做出一些初步的诊断（或假设）。他们然后从患者那里获取信息，来支持或否定每一项诊断。拥有这种临床决策的能力（称作假设－推断法）需要经验。你会发现自己在采集病史时就开始形成一些诊断结论，这些诊断将影响你进一步询问的方式。但是要记住，你必须通过学会采集系统的病史，建立牢固的临床基本能力。

问诊与 Cambridge-Calgary 指南

在这一章我们讨论了问诊的基本原则，下一章我们将讨论如何将你获得的信息告诉患者。在第2章我们概要地论述了进行良好沟通的基本技能；我们使用这些技能的方式是问诊的"过程"部分。采集病史所获得的、并且要向患者做出解释的信息是问诊的"内容"部分。这两部分的融合经常很难，而且易混淆，尤其是对于培训初期的学生。为了促进这种融合，Jonathan Silverman 及其的同事设计了 Cambridge－Calgary

指南[3]，现在广泛用于教学与研究。图 3.6 显示的是该指南的基本框架（包括体检），图 3.7 显示的是更详细的框架。你会注意到在水平栏中的标题是按顺序进行的问诊内容，纵向栏中的标题是在整个问诊过程中你都需要关注的内容。

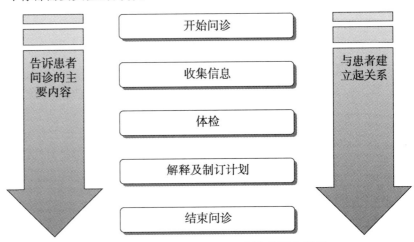

图 3.6 Cambridge‑Calgary 指南的基本框架

© Kurtz S, Silverman J, Draper J (eds) 2005 Teaching and learning communication skills in medicine. Radcliffe Publishing, Oxford. Reproduced with the permission of the copyright holder.

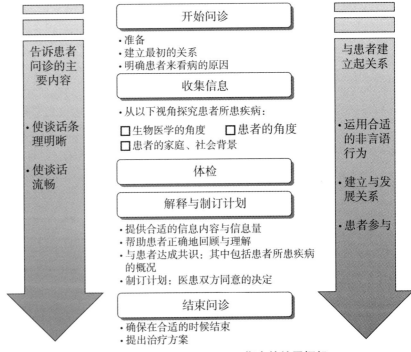

图 3.7 Cambridge‑Calgary 指南的扩展框架

© Kurtz S, Silverman J, Draper J (eds) 2005 Teaching and learning communication skills in medicine. Radcliffe Publishing, Oxford. Reproduced with the permission of the copyright holder.

采集病史的一些实用性建议

- 利用你得到的每一次问诊机会，你只有通过反复的练习才能提高技能。本书及类似的一些书籍会有帮助，但是它们不能替代患者的作用。
- 做好与患者接触的准备——为了学会采集准确、系统的病史，这一点很重要。你越熟练，进步就越快。
- 如果你采用第 2 章所述的技能，你就更可能采集到高质量的病史：
  - 建立关系
  - 认真倾听患者的陈述
  - 以开放式提问为主
  - 捕捉言语和非言语线索并做出反应
  - 如果患者不知如何表达，给予他/她帮助
  - 总结并核实准确性
- 制作一个辅助记忆的工具，以提示病史采集的程序
- 多数人在问诊时需要做记录。你可以粗略地记录，然后进行整理。记住向患者解释你为什么记录，并征得患者的同意。应不时与患者保持目光的交流，不要让患者感到你的记录比他/她所讲的还重要。

在查房时介绍患者的情况

在病例讨论会上或查房时介绍患者的情况是传统的临床医学教育的一个组成部分。所有学生在开始时可能会感到这是一个使人畏惧的经历。然而，纵然实践也不能保证完美，它一定会增强你的信心，提高你的能力（表 3.2）。

表 3.2　查房时介绍患者情况的指导原则
准备
● 从患者那里得到尽可能多的信息，如病史、体检和化验结果
● 明确你希望强调的最重要的方面
● 考虑一下可能要问到你的问题
● 查询一下有关患者所患疾病的教材
● 根据问诊标题进行总结，并记下来（备忘录）
介绍情况
● 放松
● 阐述得清晰流利

- 简洁
- 准确
- 如果被问到问题，你知道答案，充满信心地进行表达；如果没有把握或不知道答案，也许最好说不知道。
- 如果患者在场，对于他/她的需求要保持敏感。

后续工作

- 如果可能，查房结束后回去看一下你的患者，跟他/她讨论一下是否因为所听到的而产生什么焦虑
- 对你的表现进行反思。什么方面做得好？什么方面可以改进？向你的同学征求意见。

我们来看一下在查房或病例讨论会时介绍患者情况的目的：

- 查房时，你的介绍使会诊医生和其他医护人员能够了解病史及体检和化验的结果。作为学生，你能够因此熟悉你的患者，获得病史及为患者进行身体检查。
- 对患者情况的介绍会引起有关诊断和治疗的讨论。
- 对于学生这是重要的学习机会。向他人介绍情况是培训时应掌握的一个重要技能，而且贯穿你的整个职业生涯。

问诊时普遍担心的问题

患者拒绝见我

这种情况很少发生。多数患者很乐于与学生打交道，并经常从你所能够给予他们的支持中受益。然而，有时一个患者可能已经把他/她的情况讲给了几个学生，而且不想再这样做了。不要把患者拒绝见你看作是对你个人的侮辱。

我忘了接下来该问什么

记住，问诊不只是提问。在谈话中断时感到焦虑是很自然的事，但沉默也同样重要。如果你不知接下来再谈些什么，你可以总结一下到目前为止患者都跟你说了什么。

患者问了我一个有关自己病情的问题

一般来说，对于患者可能问到的有关他们病情的问题，你不要回答，但是可以建议他们去问自己的医生。显而易见，你要运用自己的判断力。如果患者问你一个有关事实的简单问题，你感到对答案有把握，你可以回答，但也要敢于说："我不知道，但我会请 Peters 医生与

您讨论这个问题。"或"我不知道，我会去查一下。"

患者向我讲述自己的秘密

保守秘密是医患关系的重要组成部分，自希波克拉底以来就被载入医学职业操守之中。患者也许感到与学生交流更容易，尤其是与其他医务人员相比，你有更多的时间同患者相处。偶尔，患者可能会告知你一个希望你保守秘密的信息。这使你处于一个很难的境地，尤其是如果这一信息与患者的治疗相关。一些总的指导原则是：

- 在患者没有同意公开信息时，只有在极个别的情况下医生才会向有关人员公开患者的信息。
- 作为一名学生，永远也不要向患者做出保守有关患者秘密的承诺。
- 探究一下患者为什么感到不能与医务人员讨论这件事。这会帮助患者意识到，如果这件事与病情和治疗相关，他（她）应当告诉医生。
- 如果还拿不准，在不泄露患者秘密的情况下，与高一级的医护人员讨论你的困境。

患者开始哭泣或变得情绪激动

当患者失声痛哭时，感到焦虑和窘迫是件自然的事情。努力控制你的焦虑（它会传给患者），不要马上提问，给患者发泄的机会。你可以通过表示同情帮助患者做到这一点，也许可以抚摸患者的手或使用一些关心的话语：

"我理解，您一定十分难过。"

"我能够理解您为什么如此难过。"

"也许您还想跟我讲一下其他的感受。"

要　点

- 应得到完整准确的病史：对于多数患者，只根据病史即可做出诊断。
- 制定一套采集病史的系统方案并付诸实践：
  —介绍并解释所要做的事
  —患者的个人信息
  —陈述病情
  —现病史
  —检查身体系统
  —既往病史
  —家族史
  —社会活动史
  —总结并结束问诊
- 良好的沟通技能是必要的。使用开放式问题，认真倾听，捕捉言语和非言语线索并做出反应。

拓展阅读

Bradley G W 1993 Disease, diagnosis and decisions. John Wiley, Chichester

Noble LM 2007 Written communication. In: Ayers S, Baum A, McManus C et al (eds) Psychology, health and medicine. Cambridge University Press, Cambridge

Silverman J, Kurtz S, Draper J 2005 Skills for communicating with patients, 2nd edn. Radcliffe Medical Publishing, Oxford

参考文献

1. Hampton JR, Harrison MJG, Mitchell JRA et al 1975 Relative contribution of history-taking, physical examination, and laboratory investigation to diagnosis and management of medical outpatients. British Medical Journal 2: 486–489

2. Data Protection Act 1998 Available online at: www.legislation.hmso.gov.uk

3. Kurtz S, Silverman J, Draper J 2005 Teaching and learning communication skills in medicine, 2nd edn. Radcliffe Medical Publishing, Oxford

（杨立斌）

第 4 章

提供信息

在上一章，我们关注的是如何从患者那里获取信息。问诊获得的信息加上体检和检验的结果就能为大多数患者做出诊断并制订治疗方案。在有些时候，有必要向患者解释所发现的问题并与其商量将要进行的检查和治疗。此类情况在同一次或以后的会面中都可能遇到。要记住多数治疗都需要患者的配合（当然前提是患者能够给予配合）这一点很重要。许多研究表明，向患者提供信息的方式对医疗服务的某些方面具有重要影响，包括：

- 患者的忧虑和紧张程度：研究表明，如果在检查和手术之前向患者提供充分的信息，就能够缓解他们的忧虑和紧张。
- 提供信息的效果：有证据表明，在手术开始之前，对手术有了充分了解的患者与没有充分了解手术的患者相比，住院的时间更短，需要的止痛药更少。
- 对医疗服务的满意度：以患者能够理解的方式，对他们的病情及其治疗方案进行充分的解释，这样更可能使患者对医疗服务感到满意，此结果本身就足以令医务人员欣慰。更有证据表明，与对医疗服务不满意的患者相比，一个对医疗服务满意的患者更可能听从医生的建议。
- 对治疗的依从：如果患者对诊疗感到满意，并理解他们必须接受的治疗，那么患者会更愿意配合治疗。

遗憾的是，许多医生并不善于向患者提供信息。没有提供信息或提供的信息不充分，是导致患者不满意的最常见的原因。以下是一份医患沟通的报告中患者所讲的话[1]：

"你要费好大劲，他们才会告诉你到底是什么毛病。"
（一位曾患过中风的患者）

"为什么没人跟我说这事儿？知道药物的副作用并不是什么坏事。"
（一位类风湿关节炎患者）

"我甚至不知道是否是恶性的……也许他们是让你自己去猜。"
（一位患有乳腺癌的妇女）

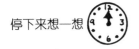停下来想一想

这些患者没有得到他们想要知道的信息，想一下可能有哪些原因。

大量研究证据表明，一些医生向患者提供信息的方式不够恰当。首先，患者常常记不住所得到的信息。在一家门诊所做的一项研究中，患者在看过医生后不到 2 个小时就忘记了 40% 的信息。在诊疗后的 1～4 个星期，如果再让患者回忆这些信息，他们竟忘记了 54% 的信息。其次，患者经常不听从医生的建议。一些研究发现，30%～50% 的患者没有按医生的处方服药。

《英国医学杂志》（British Medical Journal）有一篇题为"大多数年轻医生不善于向患者提供信息"的文章[2]，该文章的研究对象是学生时代接受过问诊技巧训练的年轻医生[3]。尽管他们从患者那里获取信息的能力仍很强，但为患者提供信息的能力却不尽如人意，而且其中多数医生在这方面做得很不够。如何解释这一研究结果呢？合理的解释是，问题出在与患者交换信息的过程中。

提供信息的人

为了有效地提供信息，你必须：

● 理解信息并能够准确地传达
● 使用听者能够理解的概念和语言
● 准备好应对信息接收者的问题和情绪反应

接收信息的人

● 接收信息者应当倾听并专注于医生所说的话。当我们感到劳累、焦虑或诸如疼痛、恶心等症状时，就不太可能去倾听并记住别人说的话。
● 如果患者能够把医生所提供的信息与他们现有的知识联系起来；或者如果这些信息在与医生交谈时得到强化；或者医生让患者回忆一下医生刚刚说过的话，在这些情况下，患者更易记住医生提供的信息。

不过，医生也许并不了解提供信息的技巧。首先，除了告诉患者哪里有问题、他们应当做些什么之外，还有其他事情要向患者说明。其次，医生经常错误地认为，患者因为缺乏医学知识，不能理解有关医学问题的解释。再者，医生经常认为，如果向患者解释他们的病情及其治疗方案的细节，患者会变得焦虑。然而，并没有证据表明事实如此。缺乏信息、对自己所

患疾病的诊断和治疗的疑虑，更可能增加患者的焦虑情绪。已有的大量证据表明，即使不是好消息，大多数患者也想知道他们的病情，因此向患者提供这些信息对他们有积极的影响。当然，要从有利于患者健康的角度出发选择提供信息的方式。

如何提供信息

那么，向患者提供信息有哪些技巧呢？首先，思考一下你希望达到的目的：

- 帮助患者理解你现在所做的事情
- 尽可能地减少他们的担心和疑虑
- 在诊治过程中得到患者的配合

为了达到这些目的，你首先必须弄清楚患者对所患的疾病有哪些了解，以及他们想获得怎样的帮助。然后，你需要据此向患者提供相应的信息。

向患者提供信息的指南（表 4.1）

表 4.1 向患者提供信息

1. 说明你打算提供什么信息
2. 归纳你对患者病情的理解
3. 弄清楚患者对自身病情的理解
4. 简要告诉患者接下来的谈话内容
5. 使用恰当的语言
6. 如果内容相关，可以用绘图来补充相关信息
7. 首先提供最重要的信息
8. 探究患者对你所提供的信息的看法
9. 协商治疗方案
10. 核实患者是否理解了你所讲的内容

1. 说明你打算提供什么信息

在你的脑海中明确你打算提供的信息，可分为以下几类：

- 身体检查的结果
- 检验的结果
- 诊断（或临时诊断）
- 病因
- 必要的进一步检查
- 治疗方案

- 预后
- 关于生活方式的建议

2. 归纳你对患者病情的理解

在谈话开始时，先归纳一下病情（到目前为止所收集到的信息）

Smith 医生：您告诉我你饭后和夜里胃痛、烧心。您还提到您过去曾经得过溃疡，是这样吗？

Barnes 先生：是的，大约 10 年前，我在服兵役时发现得了溃疡。

3. 弄清楚患者对自身病情的理解

评估患者对病情的了解

Smith 医生：您能告诉我您觉得是什么原因导致你出现这些症状吗？

或

Smith 医生：大多数人对身体出现问题的原因都有一些想法或担心，您是怎么想的？

Barnes 先生：嗯，我认为我的胃溃疡复发是因为我的新工作——开货车往返苏格兰。我这样担心是因为我的一个朋友因胃溃疡穿孔导致了腹膜炎。

4. 简要告诉患者接下来的谈话内容

简要说明你接下来要谈什么。你可能要与患者讨论诊断、治疗和进一步的检查等。事实表明，对问诊内容进行概括并解释你要与患者讨论的内容有助于患者回忆起提供给他们的信息。

Smith 医生：好的，我明白了。现在我要和您讨论几件事情：首先，我对您的病情的看法；其次，您需要进一步进行哪些方面的检查；最后，我打算如何为您治疗。

5. 使用恰当的语言

描述和解释每一部分的信息。要达此目的，做到以下几点就很重要：

- 首先给出最重要的信息
- 使用简洁的词语和句子
- 避免使用医学术语
- 信息要具体——含糊不清的信息只能增加患者的担心

使用你所熟悉的词语和医学术语是件轻而易举的事情，但患者不会理解。当你使用这些词语时，问一下患者是否能够理解。

Smith 医生：钡餐检查的结果没有显示溃疡，而是一种我们称之为食管裂孔疝的疾病，您了解这种疾病吗？

Barnes 先生：我想我的祖母曾得过，但是我真的了解不多。

6. 如果内容相关，可以用绘图来补充相关信息

在前面的例子中，Smith 医生用绘图向 Barnes 先生解释食管裂孔疝，这比用语言更容易解释。

7. 首先提供最重要的信息

在给予建议时，这一点尤为必要。

Smith 医生：现在我要说明一下如何消除你的症状。我认为如果您能减轻点体重会对您有所帮助。如果您能有规律地控制饮食，那么会减轻痛苦。比如，不在晚上吃得太多。我建议您早餐要吃好（如谷类食物和烤面包片），或者午餐清淡一些，如三明治，然后晚餐要比平时吃的少些。我建议您枕三个枕头，因为那样返流到食道里的胃酸就会比平躺时少。最后，我给您开一些抑制胃酸的药片；你应当每天早晨服一片。

8. 探究患者对你所提供的信息的看法

鼓励患者提问：

Smith 医生：也许您可以谈一下您的看法。

Barnes 先生：好吧，我真没想到我得的不是溃疡，因为疼痛的感觉跟上次一样。但是，通过您绘图说明，我理解了食管裂孔疝是怎么一回事。我担心的是，按您的建议就餐对我来说有困难，因为我一天中的大部分时间都在路上，而且我还说不准是否想服用那些药片。

9. 协商治疗方案

与患者协商治疗方案。在适当的时候，帮助患者选择治疗方案。

Smith 医生：按我提出的饮食方面的建议去做对您来说可能有困难，对此我能理解，特别是路边餐馆经常卖一些油腻的食物。但是，或许您可以吃些鱼肉和鸡肉，不要吃炸薯条和煎蛋。您说您不喜欢吃药，为什么？

> Barnes 先生：我的一个朋友服药后变得更严重了，6 周后他们发现他得了胃癌。
>
> Smith 医生：我明白了。所以您担心你会得癌症？
>
> Barnes 先生：我有点担心。我必须弄清楚，X 光片显示我只是得了食管裂孔疝，你是否还有其他的检查方法来确认一下？
>
> Smith 医生：是的，有。但是我认为目前没有必要进行其他检查。我们想了解在以后的几周您改变一下饮食，状况会怎样。用我建议的口服药怎么样？我认为您朋友的癌症不可能是服这种药引起的。
>
> Barnes 先生：我想我还是先改变我的饮食，服用您上次给我开的白颜色的药。
>
> Smith 医生：那我们先试用这个方案 4 周，到时候再见面。

请注意，直到问诊的这一阶段 Smith 医生才涉及 Barnes 先生对癌症的恐惧。在开放式提问中，Smith 医生注意到 Barnes 先生的担心，并在接下来的问诊中考虑到了这些问题。他还给 Barnes 先生机会，征求他对可选治疗方案的意见。最后，他们确定了双方都能接受的治疗方案。因为 Barnes 先生本人参与了方案的决策，他很可能会遵循这一治疗方案。

10. 核实患者是否理解了你所讲的内容

核实一下患者的理解：

> Smith 医生：那么，Barnes 先生，似乎我已经跟您说了很多，您能否重复一下我们都谈了哪些内容？

给出有关生活方式的建议

患者更多地要求医生帮助他们改变对健康有害的生活方式。吸烟、过量饮酒、缺乏锻炼、高脂饮食和不安全的性行为都是危害健康的行为。全科医生着重帮助患者降低患病的风险，如戒烟。在医院，更多地强调帮助已患病的患者采取健康的行为方式，降低致残和疾病复发的概率。

作为医学生，也许会有患者问你："我怎样才能戒烟？"。过去人们认为，如果告知患者有关的信息，如吸烟的危害和如何戒烟，他们就会增加对吸烟危害的了解，进而改变他们的态度和行为。现在我们认识到，要帮助患者做出改变，不仅仅是向他们提供信息。

案例 4.1

吸烟，患有哮喘

O'Shea 先生，52 岁，男性，无业，因患急性哮喘发作入院。

Singh 医生：　O'Shea 先生，您现在好多了，该回家了。我见您好几次在娱乐室吸烟，我想我以前跟您说过，像你这样的肺是不应该吸烟的。您要保证下次我在门诊再看见您时，您已经不再吸烟了。您知道，吸烟对您的危害极大。

O'Shea 先生：好的，医生，我会努力把烟戒掉。

4 周后，在门诊：

Singh 医生：　您好，O'Shea 先生，您的哮喘怎么样了？我希望您已经戒烟了。

O'Shea 先生：我的哮喘不太严重。除了有些早晨感到胸闷，有时整夜咳嗽。我试着戒烟，但没有做到。

Singh 医生：　那么你的吸烟量是多少？

O'Shea 先生：还是每天 20 支，有时少点儿。

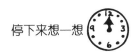

停下来想一想

O'Shea 先生不听从 Singh 医生的建议去戒烟。对此你感到惊讶吗？想一想，与患者谈话时，Singh 医生还能采用哪些办法以便更成功地帮助患者？

如何提供有关生活方式的建议

这个过程可以分为四个阶段。我们用建议患者戒烟的例子。

第一步：询问患者对健康的态度

这会帮助您了解患者吸烟的原因，并提出相应的建议。一位美国社会心理学家提出了一种健康信念模式，可以概括为"3S"：

- 易感性（susceptibility）：患者是否认为自己易患某种疾病？一个人如果有明显的吸烟和因心血管疾病早死的家族史，对于自己的易感性就会另眼相待。与那些祖辈和父母大量吸烟却长寿的人相比，这样的患者会更主动地戒烟。
- 严重性（seriousness）：一个人怎样看待患上某一疾病或疾病恶化后其后果的严重性？在这个例子中，O'Shea 先生在多大程度上相信他的哮喘因吸烟而加重？
- 解决方法（solutions）：患者如何衡量某一行为（如戒烟）的得与失？吸烟者也许愿意接受吸烟所带来的经济上和潜在的健康上的损失，因为他们认为吸烟是一种享受，可缓解他们的压力。

第二步：提供信息

　　了解了患者对其所患疾病的态度后，你就能够更好地提供有关吸烟的危害以及如何戒烟的信息。

　　记住以下几条提供信息的基本原则：

- 按类别组织信息，并解释它们是些什么样的信息
- 在谈话的早期给出指导和建议
- 给出具体的建议
- 使用简洁的词语和句子
- 避免使用医学术语
- 在谈话期间重复所提出的建议

第三步：协商

　　与患者协商行动计划是很重要的。弄清楚患者是否仍然十分坚定地承诺戒烟，如果是这样，那么此人认为可以做到的、现实的目标是什么？应对此进行协商，达成双方同意的行动计划。记住要让患者总结一下所达成的意见，以便于核实患者对行动计划的理解。

第四步：支持患者

　　改变一个人的生活方式，如放弃终身吸烟或饮酒的习惯，并不是件容易的事情，应该给予不断的支持。应当每隔一段时间重新审视已商定的行动计划，有时或许需要重新进行协商。

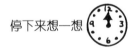
停下来想一想

　　再看一下 O'Shea 先生和 Singh 医生的例子。根据你刚刚读过的指南，要帮助 O'Shea 先生戒烟，Singh 医生在与患者谈话时怎样做会更有效？或许你想设计一个 O'Shea 先生和 Singh 医生的角色扮演活动。

书面信息的使用

　　许多研究表明患者愿意得到以小册子形式书写的信息，而且他们能够从书面信息中有所收获。这些材料可以对口头说明和建议予以补充，提供一个永久的记录，涵盖传递给患者的所有信息的重点。有证据显示，以适当形式印刷的书面信息能够增强患者的理解和记忆。书面信息应当具有以下特点：

- 易读性：使用简洁的词语和句子
- 以主动语态而非被动语态表达，例如，"我们认为"而非"被认为"
- 使用肯定句而非否定句
- 有吸引力

在未来的十年，以电子手段传达信息似乎能够取代印刷品。现在，一些全科医生在候诊室利用视频向患者提供信息。互动性视频不仅可以提供信息，还能让患者参与决策的制定。例如，良性前列腺肥大患者可以通过互动视频决定是否做手术。

获得知情同意

所有经过评估具有行为能力的患者，在医生实施与其有关的任何医疗程序之前，必须获得知情同意，其中包括身体检查。如果没有患者的同意，在法律上医生的行为可以被指控为人身侵犯。近年来需要突出强调的是，当把患者作为病例用于教学时，应征得他们的同意[5]。特别要指出是，要让学生为处于镇静或者麻醉状态的患者进行直肠或阴道检查时，必须有患者的书面知情同意。

外科总住院医生的工作之一，就是在手术之前征得患者的书面知情同意。在英国，标准的知情同意书包括"我确认我已向患者解释了本次手术的性质和目的"，医生在下面签名，同时患者签名确认"某某医生已向我解释了本次手术的性质和目的"。

经常有人会问，患者的同意是否源于真正的"知情"。需要解决的问题是，为患者提供的信息的性质、提供信息的方式以及获取同意的方式。以下是获取患者知情同意的一些指导原则：

1. 应当向患者提供有关医疗程序、手术的必要性和风险等信息。应向患者清楚地解释手术的性质，适当的时候可借助绘图加以说明，然后应与患者讨论手术的必要性和可能存在的风险。其中的难点是关于手术的风险性，应该让患者知道多少。一方面，我们不想逐条地向患者说明所有可能的风险（其中一些发生的概率很小），以免使患者感到惊慌。但另一方面，患者需要充分地知情。这很难做出严格的规定。显然，重要的是鼓励患者提问，然后给出清楚、真实的回答。

2. 患者对信息的理解至关重要。可遵循以下提供信息的原则：

a. 概括你将提供的信息内容："首先，我要告诉您要做什么样的手术。然后我们讨论一下手术对您有什么帮助。最后，我会和您谈一下手术可能带来的问题"

b. 使用简洁的词语和句子。

c. 避免使用医学术语。

d. 核实患者是否理解了你所讲的内容。

e. 患者是否有什么问题？

f. 患者对手术的程序表示同意吗？

对于这一过程，应留有充足的时间。有人认为这只是与患者交谈后的例行公事。除了其中涉及的法律问题外，证据表明被充分告知的患者满意度更高，术后恢复得更好。

3. 患者的同意应出于自愿，不能受到强迫。请记住，（有一些微妙的做法会给患者施加压力导致其做出决定），但医生要避免这样做。

4. 患者应具有签署知情同意书的行为能力。这意味着你断定患者能够理解提供给他们的信息，他们能够做出选择，并且能够与你交换意见。如果你无法确定患者能否满足这些标准，那么就要对患者给予知情同意的能力进行正式的评估。有关如何对此项能力进行评估，《心理能力法案 2005》（Mental Capacity Act 2005）有深入的阐述。

我们所讨论的知情同意是以患者即将进行外科手术为背景。当然还有其他的一些情形（如参加研究项目），也要取得知情同意，可遵循同样的指导原则。

对于患者和医生来说，取得知情同意都很重要。这是一项不容小觑的任务，能够很好地检验你能否有效、敏锐地传达信息。

要 点

■ 提供信息的方式影响患者的满意度和对治疗的依从。
■ 在提供信息之前，弄清楚患者对自己的病情和可能的治疗方法有哪些了解，提供信息时对此予以考虑。
■ 概括提供信息的几个阶段（诊断、治疗等）
■ 提供信息时：
  —首先提供最重要的信息
  —使用简洁的词语和句子
  —避免使用医学术语
  —避免模棱两可
  —提供具体的信息
■ 与患者讨论治疗方案时：
  —弄清楚他们对自身病情及其治疗的想法和担心
  —弄清楚他们愿意优先选择哪种治疗方案
  —协商制订治疗方案
■ 谈话结束时，让患者总结一下所达成的共识。

拓展阅读

Ley P 1988 Communicating with patients: improving communication, satisfaction and compliance. Chapman & Hall, London

参考文献

1. Audit Commission 1993 'What seems to be the matter?': communication between hospitals and patients. HMSO, London

2. Silverman J, Kurtz SM, Draper J 2005 Skills for communicating with patients, 2nd edn. Radcliffe Publishing, Oxford

3. Maguire P, Fairbairn S, Fletcher C 1986 Consultation skills of young doctors: most young doctors are bad at giving information. British Medical Journal 292: 1576–1578

4. Noble LM 2007 Written communication. In: Ayers S, Baum A, McManus C et al (eds) Psychology, health and medicine. Cambridge University Press, Cambridge

5. Singer PA 2003 Intimate examinations and other ethical challenges in medical education. British Medical Journal 326: 62–63

6. Department of Health 2001 Good practice in consent implementation guide: consent to examination or treatment. Available online at: www.dh.gov.uk/ consent

7. French DP, Marteau TM 2007 Communicating risk. In: Ayers S, Baum A, McManus C et al (eds) Psychology, health and medicine. Cambridge University Press, Cambridge

8. Nicholson TRJ, Cutter W, Hotopf M 2008 Assessing mental capacity: the Mental Capacity Act. British Medical Journal 336: 322–325

9. Mental Capacity Act 2005. Available online at: www.dca.gov.uk/legal-policy/ mental-capacity/mca-cp.pdf

（朴　杰　杨琳丽）

第 5 章

告知坏消息

告知坏消息是医疗实践中不可或缺的环节。大多数医务人员担忧自己是否有能力把敏感的消息甚至是令人悲伤的消息恰当地传达给患者和家属。这样说不足为奇，因为众多医学院校几乎没有开设坏消息的告知这门课程，仅在内科学、外科学及精神病学教科书中略有涉及。通常，我们着重于研究患者及其家属如何处理坏消息，而忽视了坏消息的告知过程。我们更关注坏消息带来的精神上的后果，忽视该如何更好地传达坏消息。但我们也要知道：在医疗实践中，告知患者及家属的内容和方式将影响其对医生的信任程度，也影响到如何面对、调整以后的治疗。

随着医患关系的日益开放，在沟通技能培训中应重视告知坏消息的过程和细节。当前，一方面，大多数患者对医生以委婉和回避的方式告知坏消息并不满意；另一方面，医生不考虑患者能否接受，就直接而突然地告知患者坏消息，这将导致严重的后果。因此，越来越多的共识是坏消息的告知应讲究技巧，告知的开始应预先为患者和家属做好心理准备。本章内容将主要讨论坏消息的组成，坏消息告知困难的原因，适用于不同患者、不同环境和情景的坏消息告知方法。

什么是坏消息？

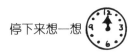
停下来想一想

你认为什么是生活中的坏消息？考试不及格？没有得到想要的工作？听到亲人或朋友生病或死亡？银行贷款被拒绝？你是如何得到这些坏消息的？直接还是间接的方式？通过信件或电话？你的第一反应是什么？你是如何面对的？3个小时之后或者第2天你仍很在意这个消息吗？你有没有另一种不同或者相对温和的方式得到这种消息？

通常意义的坏消息指患者死亡、被诊断为严重的疾病、进行性疾病及残疾。有些医护人员总是把以下的消息算作坏消息：医院没有床位；一时难以找到患者的病历；手术取消。按惯例，坏消息要么指个人的精神和身体健康受到威胁，个人习惯的生活方式存在被迫改变的风险，要么指患者已经没有多少生存的机会。当然，从患者自身的角度而言，消息的"好"和"坏"有很强的主观因素——有些人被诊断患有危及生命的疾病之后表现为与疾病抗争；而另一些人即便患有可治愈的小毛病也感到悲伤，认为是不好的消息。事实上，消息不论是好还是坏，仅仅是一条信息、一种看法、价值的判断或告知者与被告知者的一种情感反应。

"很遗憾地告诉你……"，"很高兴告诉你……"。多数情况下，医护人员一开始就以这种带有强烈感情色彩的口吻把消息传达给患者及其家属，这种或好或坏的先入之见往往依赖于医护人员个人的专业经验。然而，在有些案例中，这些先入为主的想法会直接影响到患者对消息的情绪反应。一个做了 HIV 抗体检测的人，当告知结果呈阴性这个所谓的好消息时，可能会对为自己还在争论新的问题而惭愧。对这样的患者，这个消息或许多少也是坏消息，因为他（她）觉得再也没有理由拒绝别的性关系，而在此前，出于对艾滋病的恐惧，他（她）一直不敢有别的性伴侣。同样，如果患者被确诊为艾滋病后仍表现轻松，医护人员可能会误认为他（她）在否认事实、情绪抑郁甚至精神失常。

因此，坏消息是一个相对的概念，依赖于患者及其家属的理解、接受程度及反应状况。如果患者认为消息对身心发展不利，就是坏消息。通常我们能够预测什么将被看作坏消息，但并不十分准确。临床经验表明，有时等待患者对消息的反应再定义这个消息的好坏非常重要，这并不意味着我们对患者及其家属的情感和反应无动于衷，我们应尽力避免预测可能出现的情绪和反应，不要因为医护人员自身的情绪和反应而限制患者及其家属的情绪和反应。

告知坏消息的困难是什么？

个人、专业和社会因素都是造成坏消息告知困难的原因（表 5.1）。医疗培训强调治疗、治愈和减轻痛苦。面对严重疾病、病情恶化、残疾或死亡，医护人员感觉到了现代医学的局限，有时我们会觉得自己对患者及其家属的痛苦负有一定责任。作为告知人，我们怕受到责备。坏消息通常意味着名誉、青春、希望、健康和社会关系的丧失。人生出现转折点对患者及其家属来说很突然，难以接受。坏消息导致家庭成员角色发生转变：伴侣可能成为保姆或鳏夫寡妇，原有的家庭结构可能因一位成员的离去而重组。对于病情并不乐观的患者来说，他们的社会角色可能受到影响。许多人可能害怕容貌受损、疼痛、孤独和疾病传染，并有情感、社会关系和财产方面的疑问。

表5.1　坏消息为什么难于告知？
● 消息的告知者会感到责任重大，害怕受到责备
● 不知道怎样做才最好
● 家属逝世的经历所造成的阴影
● 不想改变现有的医患关系
● 害怕破坏患者现存的家庭角色或家庭结构
● 不清楚患者及其家属拥有的医疗资源及救治时可能受到的限制
● 害怕患者遭受的不良后果，如容貌受损、疼痛、社会关系和财产的损失
● 害怕看到患者情感的反应
● 不确定未来的发展，对许多问题无法给出明确解释
● 不清楚自己作为医疗保健者的角色

　　医护人员也不能避免亲人离世给自己带来的打击。如果最近家里有人离世或患病，就会增加把坏消息告知患者及其家属的难度，支持患者的作用也难以发挥。这样也会给预测患者及其家属对坏消息的反应造成困难，无法预测也就无法告知坏消息。有些医护人员担心自己的情感表达（如想哭）会使他们在患者的眼中看起来不专业。

　　坏消息难于告知的另一个原因是害怕患者及其家属会有过激的反应，比如出现暴力情况、情绪低沉及自杀的念头。对于需要终生治疗的慢性病患者，如糖尿病或血友病患者，主治医生常常把坏消息的告知任务委托给其他医生，如全科医生或其他科室的医生，使自己免于告知的困难。另一方面，坏消息将导致原本亲密的医患关系的结束，个人的损失使得我们更难应对。

　　害怕"做错"，或者害怕告知不实的消息，可能会让我们望而却步。此外，当高年资医师因为要起到示范作用或某位医师正处于职位变化阶段时，也会使得与患者打交道变得困难。少数高年资医师仍然坚持不应告诉患者濒临死亡的消息，这使得初级医生面对患者的忧虑与恐惧时无所适从。与此相似的，由于医疗和护理人员没有与患者公开讨论病情，造成患者向医学实习生确认诊断情况。虽然他们了解一些关于患者病情的重要信息，但却无权将其告知给患者及其家属。因此，一些实习生常常面临进退两难的困境。

困境中的选择

　　在讨论如何告知坏消息的基本原则之前，首先考虑在临床上处理棘手问题应如何做出最优的选择，这需要考虑以下四个方面。

将坏消息告知给谁？

　　按照临床实践相关法律和伦理的基本准则，医护人员很难对患者的病情知而不言。甚至，连这样做是"保护患者"还是"损害患者的知情同意权"都无法明确。因此，在告知坏消息之前，一定要为将出现的特殊情况作好充分准备。最好首先与其他同事及医疗组中的其他成员讨论一下有关信息。有些特殊情况下，必须考虑告知坏消息是否合适。例如，一个精神病患者，可能无法理解医学常识，因此就不必将坏消息告知给他。如果患者是个儿童，在坏消息告知前一定要与其父母或其他监护人进行有效的沟通。

由谁告知坏消息？

基于多种原因，有时由主治医师以外的医生将坏消息告知给患者更合适。例如，一个患者去医院作检查，他（她）更希望由自己的全科医生告知检查结果，而不是会诊医生。全科医生通常已经和患者建立了良好的医患关系，能对一些可能出现的问题做出预测。坏消息的告知一般需要一定的时间。因此，在值班结束时突然告知是不恰当的，应该把告知的工作转交给其他了解情况、熟悉病例的同事。如果医生自己不想面对患者而把任务强塞给同事是不明智的行为。

何时告知坏消息？

如果患者被诊断为慢性疾病或退行性疾病，或者新生儿患有隐性的先天性残疾，应尽量延后告知的时间。有效的做法是医护人员应试着逐步透露这个消息，让患者及其家属有心理准备和适应过程。另一方面，隐瞒可能会使患者及其家属失去正视现实、及时调整个人生活的良机。

有些情况下，保守坏消息存在一定的风险。某些感染传染性疾病（例如丙型肝炎或 HIV）的患者，如果不及时充分地告知这些消息则有可能传染给其他人或耽误治疗的最佳时机。隐瞒坏消息引发的另一个更严重的后果是，如果等到患者健康状况很糟糕时才告知，他们已没有足够的精力和能力来应付各种情况（比如和孩子们告别、处理财产）。当然，也有另外一些情况，我们别无选择，必须立即把坏消息如实告知（如亲人的死亡）。

告知坏消息时，是否应当给予希望和安慰？

你可以安慰患者，现实情况也许并不像他们想像的那么严重。医护人员很难拒绝患者对于这些希望和安慰的要求，因为它可以直接减轻患者的担忧和沮丧，在第一时间帮助患者及其家属摆脱焦虑和极度沮丧。但是，有时这仅是一种权宜之计，并不能从根本上解决问题。医生不断地打消患者及其家属的疑虑，意味着他们要为此负责并分担患者的身心压力。如果给予错误的希望可能导致患者精神崩溃，医生也要承担误导患者的风险，患者原本就不希望病入膏肓或病情有潜在危险。

如何告知坏消息？

（p.174）练习6

告知坏消息的步骤应当是容易操作、合乎逻辑并且可以被理解的（表5.2）。尽管被作为基本原则，但没有对哪一项是最重要的做出硬性规定。通常要依靠临床诊断和专业经验作为如何告知的依据，视具体情况具体分析。主要考虑以下五个因素：

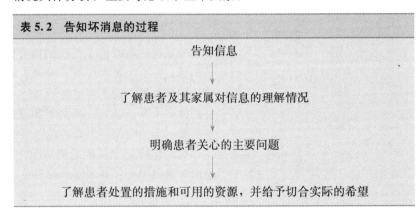

表5.2　告知坏消息的过程

告知信息

↓

了解患者及其家属对信息的理解情况

↓

明确患者关心的主要问题

↓

了解患者处置的措施和可用的资源，并给予切合实际的希望

1. 个人的准备情况
2. 外部
3. 与患者交流并对他们担心的问题做出解答
4. 做好后续的工作安排或转诊
5. 向同事反馈信息并将患者移交给同事

医生的准备情况

正确地告知坏消息，通过回答患者的问题来支持患者并提升其信心，这些都需要时间。因此，在繁忙的临床治疗及查房中途是不适合告知坏消息的。在见到患者之前，首先考虑患者已经知道哪些消息，还需要告知什么。具体考虑下面几点：

- 患者希望听到坏消息还是根本不打算知道
- 其他人应该在场吗（例如护士、家属）？
- 患者对自身的病症有什么了解，或发生了什么。
- 患者个人有什么资源？
- 是否有充足的时间来接待患者？
- 是否有人可以帮我照看一个小时的传呼机，以免我受到干扰？
- 还有没有类似"如果……怎么办？"的问题需要准备？（例如，如果他自己要出院怎么办？如果她生气了怎么办？）

见患者之前一定要三思而行。在告知坏消息的过程中出现的问题，更多地源于对告知步骤及最佳选择的思路不清晰，而不是患者的问题难得让你无法回答。

外部环境

理想的条件是有一个私人空间，安静而舒适，没有外界干扰。当然，有时找不到这样理想的环境。通常选择开放的病房、半私密的房间、急诊室及患者家里。在这些地方，应尽力保证隐私和舒适。如果找不到私密空间，在开放的病房中应用隔帘将患者与其他人分隔。在类似于抢救室这样人流不断的地方，在房门上挂上"请勿打扰"的标牌，以保持私密和安静。

医生自身所选择的与患者的相对位置十分重要。当你坐下来与患者交流时表示你不是行色匆匆。如果患者躺在病床上，医生很难把视线放在一个水平线上，医生可以自主选择坐在哪里较为合适。有些医生喜欢坐在床边，但这样患者感觉距离太近，有压迫感。坐在病床旁的椅子上，又会给人懒洋洋的感觉。还有些医生喜欢倚在与患者相对的墙上，这是一种相对放松的姿势。

下面列举一些禁止事项：

- 不要在体格检查刚刚结束、患者尚未穿戴整齐时告知
- 禁止在走廊里告知，如果可以避免的话，也不要通过电话告知
- 不要边走边说，不要在告知时眼望窗外，不要被附近的事物分散注意力

大多数人习惯于在困难时寻求帮助。在可能的情况下，在与患者交流时尽量避免不停地翻动病历或整理输液架。要注视患者的眼睛。如果可以的话，脱掉工作服，有助于营造一种和善友好的氛围。最好不要戴听诊器或把传呼机露在外面。尽量避免可能的干扰（电话、电视、收音机）。

与患者交流并对他们担心的问题做出解答

无论准备告知患者何种情况，都不要操之过急，可以由患者决定谈话语速。当告知坏消息时，谈话通常很正式、严肃。所以，要避免应付了事地回答。当患者的家属想知道手术是否能挽救患者生命的时候，不能只简单地回答一句："不"，然后走开。应采取另一种更为委婉的方式：

"你知道，手术前你伯父身体状况已经非常糟糕。我们尽了全力，但恐怕情况还是无法挽回。他没有再恢复意识，手术后很快就离开了我们，真的很遗憾。"

告知复杂的消息时要尽量少用医学术语，应注意患者及其家属的实际需求。忽视这些将让患者感到孤立无援并受到伤害。告知坏消息需要具备以下几点要素：

- 同情
- 从患者及其家属已知或理解的信息开始
- 弄清楚患者想知道什么
- 认真倾听，告知信息，听取患者反馈，表达自己的关心
- 了解患者自己处理这些问题的办法
- 给予患者切合实际的希望

同情

对遭遇损失或不幸的人表达同情并不困难，我们可以轻易就确认谁正面对或经历着痛苦。就像在第二章有关同情部分中学习到的一样，将自己与他人尤其是心情沮丧的人进行换位思考，才能实现富有同情心的、高效率的沟通。尽管有些医生可以轻松地与患者沟通那些非常敏感和可能变得敏感的话题，但只有掌握或提升技巧才能让所有人获益。同情有两种含义：第一，专心聆听患者的倾诉，尽量理解他们的难处；第二，不要急于告知患者及其家属新的坏消息，不要把自己的看法和推断强加给患者及其家属。例如：

Fryer 医生：检查显示，肿块有点异常。

Black 夫人：听起来是个坏消息。

Fryer 医生：希望你不要太紧张，有些细胞看起来不是很正常，但关键是我们及时摘除了它。

Black 夫人：你的意思是说"癌症"？

Fryer 医生：是的，可能是癌症。

Black 夫人：我知道那意味着什么……

Fryer 医生：我想这让你感到震惊。

这样的谈话让患者及其家属感受到关怀与温暖。在一定程度上，谈话的方式影响患者的情绪和反应，有时候运用如下的开场白会大有益处："你是否想过如果不尽快清除感染源会有什么后果？"医护人员尽量放松也会带动患者更加轻松地谈话。例如，"你可能认为我的问题有点怪异，但我还是忍不住地想知道……"。无论谈什么内容，向患者显示出你并不害怕谈论患者内心的忧虑。这就是同情的方式。

从患者已知的信息开始

告知坏消息之前，全面了解患者及其家属对疾病最终的理解和看法。这将直接影响到医护人员的告知方式。有的患者对疾病持太过乐观的态度，也有患者对疾病的严重程度没有全面的认识，对这些人要

逐步深入地告知。为了明确患者及其家属已经了解并期待了解哪些信息，可以使用询问的方式。例如：

"Smith 医生和你谈论过转诊到这里的原因吗？"

"你感觉怎么样？你明白那意味着什么吗？"

"你想过结果会怎么样吗？"

"当发现肿瘤时你最先想到什么？"

为了进一步明确患者及其家属对病情发展的了解情况（或严重程度的了解），可以这样问：

"你知道还有谁得过类似的疾病吗？他们都怎么样了？"

"你知道有什么治疗方法可以用于这种疾病吗？"

"你对此是否很担心？"

有时，尽管事先与患者进行了沟通，可患者仍知之甚少。他们或者希望发现完全不同于之前听到的坏消息的新消息；或者根本就排斥坏消息。这两点都表明他们否认疾病的严重性。这就要求事先的沟通要以一种严肃的方式进行。同样，要密切关注患者对问题的反应、情绪变化、智商情况，因为这些都直接影响着对哪些问题需要作详细的解释，并如何尽力的准备好。了解患者对一些术语的认知是非常重要的。例如，有人认为肿瘤的诊断就排除了癌症的可能，或者错误地推断，如恶心、体重减轻等普通的症状可以像没有癌症时一样轻易治愈。

弄清楚患者想知道什么

当明确患者已知的信息后，要及时更新他们的信息。然而，由于不清楚患者想要得到哪些消息，并了解到什么程度，你首先要问清楚："你想了解些什么？你不想知道哪方面的消息？"一旦确定了沟通的思路，对将要说什么便不再感到困难。你也将免受责备，或感到尴尬。患者也感受到拥有一定的主动权。稍后在医患关系方面出现的许多问题，根源在于不清楚患者希望知道哪些信息。下面列举的问题将有助于解决这个难题：

"了解一些您对疾病的看法对我们来说很重要，有哪些方面是您不想被告知的？"

"对诊断您想了解些什么？"

"我们怎样才能了解您想知道些什么？"

"您想知道诊断、检查和治疗的所有细节，还是只想知道目前大概的情况？"

"您说你只想听好消息，如果有坏消息我们该如何处理？"

留意倾听，给予信息，听取反馈，解决问题

首先，要建立融洽和谐、相互信任的关系。积极倾听的内涵是指

对患者关注的核心问题作出有效的回答，并引导谈话的方向。在交流过程中充分提出问题，谈话才容易进行。例如：

Watts 医生：现在，你有什么想问我的吗？

Parker 夫人：如果治疗不成功会怎样？

Watts 医生：多数情况下，原有症状会继续，我们可以用药物缓解恶心、呕吐和疼痛。你还有其他要了解的吗？

Parker 夫人：我不知道怎么向孩子和母亲交代。

Watts 医生：事出紧急，也许你还没有充分准备如何对他们说。关于这一点，你有没有采纳其他人的意见和建议，怎样告知孩子和母亲？

Parker 夫人：遇到困难时，我们总想向我的姐姐求助。

尽早了解患者关心的问题有助于问题的解决，从而减缓压力，帮助患者尽早制定应付危机的计划，想出解决问题的办法。另外，有些患者不想面对未来，认为这样的谈话也许是自找麻烦。还有些人感到不安。因此，在交流过程中不能强行谈论未来。

消息应从已知开始逐步告知，告诉他们这意味着什么。患者理解后，给出治疗和护理的建议。例如：

Miller 医生：还记得吧，你陈述腿麻、无知觉后，我们检查了神经系统。检查时你提到视力有些模糊，那时我们认为你可能是多发性硬化症。现在，我们要进行进一步的检查。

Franks 夫人：但是多发性硬化症是没办法治愈的啊！

Miller 医生：对，但我们可以采取一定的治疗方法，有些新药也有一定的疗效。

切记，帮助患者理解坏消息后面的含义不是要给予心理安慰。当然，对患者表达关心也很重要。例如：

Seedat 医生：　我已经讲了你会出现什么情况，你还担忧什么？

Thomas 先生：疼痛。以及自己不能照料自己。

Seedat 医生：　我明白了，我愿意和你一起解决这两个问题。

了解患者自己处理这些问题的办法，并给予切合实际的希望

了解患者以前是怎样处理类似难题的。这样可以明确他们能利用哪些资源，还需要哪些其他方面的帮助，也可以了解他们的人际关系。例如：

"你过去听过让你感到害怕、不知所措的消息吗？"

"你是怎么做的？"

"这种经历对你把握我们今天讨论的事是否有所帮助？"

了解治疗方案，患者就能够想到疾病的其他可能结果，对未来充满信心。例如：

Beck 医生：这些药物可以减小肿块的大小，也就是说手臂还可以活动自如。对其他的感染将采取不同的疗法。关于癌症的治疗你都了解些什么？

Davis 夫人：化疗。但那样头发会掉光，对吗？

Beck 医生：是的，总会有些负面影响。现阶段化疗还为时尚早。首先，我们要考虑要不要输液。

Davis 夫人：我需要终身治疗吗？

Beck 医生：这个疗程结束后，我希望情况有所改观。情况可能不容乐观，我不敢保证能治愈。我们会密切观察你的情况，再进行下一个疗程的治疗。

安排随访或转诊

当患者及其家属得知坏消息后，谈话的最后阶段显得尤为重要，因为如果他们还没有得到开导，他们必然表现极为忧虑。医务人员很容易想当然地认为患者已经记住并理解了自己的话，因此有必要要求患者简要复述，以确保其记住了要点。如果不及时纠正患者的误解，患者仅会关心消息的好与坏，而这两方面都会让患者及其家属产生压抑、抵制、焦虑甚至自杀的情绪。因此，应制定随访计划，消除患者的焦虑，提供更多机会以消解忧虑。在某些情况下，可以将患者转给别的医疗人员，例如心理医生或心理咨询师，针对丧亲之痛、焦虑和抑郁及其个人和人际关系问题等给予专业指导。

向同事反馈信息或将患者移交给同事

告诉其他同事有关患者及其家属会面的情况、患者及其家属了解了哪些情况、患者有怎样的问题和反应等情况是十分有益的。这样，当其他医生与患者及其家属谈论有关疾病的预后和治疗方面的问题时，会很好地把握谈话的分寸，不至于让患者及其家属感到迷惑和烦恼。与其他同事一同探讨，坏消息的告知就变得容易些。因为这样会得到一些专业上的意见，也会拓宽如何处理类似情况的思路。

案例 5.1
告知患有乳腺癌

Ball 夫人（46 岁）在担心其乳腺肿块数周之后接受手术切除了这个恶性肿瘤。最初她过于恐惧而不敢告诉丈夫或医生，直到体重下降并睡眠困难，她才终于去看医生。通过各种检查得知结果后，她和丈夫共同面对疾病。这个例子表明在病情预后不明确的情况下告知坏消息技巧的重要性：表达同情，实事求是，小心谨慎，对预后和患者的治疗开诚布公。

Ball 夫人：都是我的错，要是我早点来医院的话，事情就不会这样了。

Day 医生：对已经发生的事情我们已无力改变。现在最重要的是你来了，可以给你进行手术治疗。

Ball 先生：我的妻子总是自责，要是早点告诉我就好了。要靠她自己承受我真的很痛心，她会好起来吗，医生？

Day 医生：从检查结果看，我们有信心切除全部的胸部肿瘤。我们需要知道它是否已经扩散到了其他部位，如果已经转移，要看它转移到了什么部位及造成了什么样的伤害。对这两点你最担心什么？

Ball 夫人：我是个悲观主义者，而我丈夫很乐观。我知道体重减轻是个不好的信号。

Day 医生：Ball 先生？

Ball 先生：我一直很乐观，但这次我真的很担心。

Day 医生：你最担心的是什么？

Ball 先生：失去我的妻子（夫妇相拥而泣）

Day 医生：这一点很难下定论。有可能你妻子不能康复，有什么事和问题你们急需解决？

Ball 夫人：（哭泣）接下来的日子我本打算重新开始工作，今年晚些时候有个孩子要上大学。

Day 医生：你认为你的病会对此产生什么影响？

Ball 夫人：我们想等病情有了定论后再公布，但不想让女儿留在家里照料我。

Day 医生：你想过要怎样告诉你的孩子们吗？

Ball 先生：我们将如实地告诉他们。如果病情没有好转，我的妻子能否回家？

Day 医生：当然可以。务必保持开朗的心态，耐心等待进一步检查的结果。我还不能确定结果会怎样。这周末我们会安排你妻子出院。我知道病情结果不确定对你是个困扰，告诉我你们最想知道什么有关结果。

Ball 夫人：你可以告诉我们一切。但我想当你们确定结果时我的丈夫会陪在我身边。

Day 医生：我们会尽力安排你们在一起。

"如果……我将做什么？"

医学生和医生通常会问："如果患者哭喊、愤怒或扬言自杀我该怎么办?"尽管这些都是正常的反应,但是患者在听到坏消息后作何反应我们几乎无法预知,即便对这个患者相当熟悉。重要的是要以支持和专业的态度帮助患者。在这些特殊情况下,无论什么建议都无济于事,只有那些发自内心、专业的实际行动才有效。例如,当患者哭泣时,如果不是发自内心,就不要握着她的手,因为这会让人感到虚假和尴尬。

如果患者哭泣该怎么做?

通常,可以递给患者手帕纸,暂停谈话,或对他们说:"我知道你非常伤心。"虽然有些医生选择肢体语言(比如轻拍肩膀或手臂),但不要让人感觉有侵犯之意。有时候拥抱或亲吻并不合适。经过一段时间,即使患者仍在哭泣,也应该保持交谈。如果医生始终保持同情心,就不会引起患者的反感。例如"很遗憾,不得不告诉你,这对我来说也很困难,你想听吗?"而不能这样说:"想办法高兴点吧,事情没那么糟。"

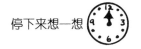
停下来想一想

当比较亲近的朋友哭着告诉你最近发生的不幸消息时,你会怎样?你的朋友会希望你怎么做?你如何知道该做什么?

如果患者情绪激动或有暴力倾向怎么办?

停下来想一想

现在,想象一下这种场景——有人占用了你的停车位,你们发生了争吵。在什么样的情况下会使矛盾激化并发生暴力冲突?

如果面对一个愤怒的患者,你一定要站起来,因为此时患者通常是站着的。保持与患者目光相接,表明你早有所料。一定要严肃而有礼貌。告知坏消息时,要严防暴力事件。用一种遗憾但坚决的口气告诉患者:"告诉你们这样的消息我很遗憾,我知道你们不愿意听到这样的消息,如果有质疑的话,你们也可以和其他人讨论并征求他们的意见。"有时也可以这样说:"我明白你一定痛苦不安,我很愿意回答你的任何问题。"最后一点,如果你担心自己的安全问题,打开门或离开房间。身边有同事陪伴会大有帮助。

当患者扬言自杀该怎么办?

多数情况下,可以说服患者放弃自我伤害或采取自杀的行为。然而这需要医生的耐心、谨慎,消除他们的不安情绪。如果有迹象表明患者想自杀,应直截了当地表示对患者的担忧。例如,"能告诉我你想去哪里吗?"坦诚地与患者谈论关于自杀的话题,表明你对敏感的问题已有心理准备,同时也能阻止患者。暗示或扬言自杀的患者不能单独行动。如果患者持续表现自杀倾向,必须征求心理学家或精神科专家的意见。

生育了畸形儿，该如何告知父母?

怀孕和生育是情感体验，因为孩子的父母会担心孩子夭折或患先天性疾病。大约 1/40 的婴儿出生时患有先天性残疾或发育不正常。下面与生育有关的事件均涉及坏消息的告知技巧:

- 在怀孕期或分娩期胎儿死亡
- 检查发现胎儿异常，可能要终止妊娠
- 发现胎儿异常，但不需要终止妊娠
- 胎儿出生后检查异常
- 婴儿出生数周或数月后检查出先天性疾病

通过一系列检查和扫描能尽可能早的掌握情况，因此，父母希望在孕期了解一些医学常识。当发现孩子异常时可通过下列方式告知其父母:

1. 尽早通知孩子的父母。告知时孩子的父母最好都在场。如果是单身妈妈，询问是否需要朋友、亲属陪同。通过察言观色，孩子的父母通常能够发现情况不妙的蛛丝马迹。尽早告知坏消息，让孩子的父母及亲朋好友尽快地适应。

2. 应由资历最高的医生告知坏消息。儿科专家和妇产科专家应共同商讨该如何告知。

3. 最好告知大概的情况。例如，"好像有点问题，但不严重。"要简明扼要，仅仅让他们了解不正常的事实，而在这一阶段无须细节的描述。

4. 父母常常不敢面对刚出生的孩子。因此要鼓励他们抱一抱孩子，把婴儿放在摇篮里，仅留出面部。然后逐步告知孩子哪里有缺陷。说服父母给孩子取名字，医生及其同事应称呼孩子的名字。

例如"小 Ewan 的手好有力气"、"Hannah 的笑容多美"。

5. 虽然好的方面和坏的方面都需要告知，还是应该着重强调积极的方面。例如:尽管嘴唇有点缺陷，可能造成哺乳困难，但看起来是多么健壮。对此，我们有必要给你一些相关的建议。

6. 父母通常对孩子怀有复杂的感情。一方面想呵护、疼爱、保护。另一方面，可能怕失去他而歉疚、悲伤和失落，或者想拒绝。首先，告诉孩子的父母这都是正常的反应，打消他们的疑虑，其次告诉他们不必对孩子的缺陷而自责。

7. 有些父母不愿相信被告知的消息，因而往往会忽略问题所在。所谓一失足成千古恨（比如先天 HIV 患儿），因此必须让父母了解情况，以便对患儿进行有规律的病情监测。

8. 专业性建议能让父母避免因告知亲人朋友而带来的尴尬和阻力，也会减缓他们对孩子复杂而矛盾的情感压力。

9. 当孩子出院后，在新的环境中又会出现一些新的问题。因此，医生要为父母提出更详尽的建议来面对今后出现的情况。

10. 如果孩子已经死亡，就要做切合实际的考虑（比如，对母乳的控制，对葬礼的安排）。应该给父母留有向孩子进行最后告别的机会，这种告别最好在一个秘密安静的环境里不公开地进行。有些父母会留下一些纪念品，如孩子的头发或摇篮。

11. 当在临床上遇到必须通报的坏消息的时候，要通过讨论和帮助以照顾专职医务人员（如助产士、随访医生）的情绪。

要　点

- 坏消息的告知是医疗实践中最具挑战性的工作。
- 坏消息告知的方式影响患者及其家属的应对和调整措施。
- 开诚布公地解释"坏消息"，有些人即便听到所谓的好消息也会郁郁寡欢，而有些人对坏消息则不以为然。
- 告知坏消息之前，仔细考虑告知的对象、告知者、告知时间及可能的后果。
- 尽可能多地掌握患者及其家属已经了解的信息及需要了解的信息，确保这两方面在处理一系列相关问题时发挥作用。
- 坏消息的告知需要一定的时间、不受干扰的环境、同情、认真聆听并在对某些问题无法回答时表现出谦卑。
- 了解患者及其家属可以利用的资源。
- 让其他同事了解患者已知的信息。
- 帮助患者亲属及其他医务人员。

拓展阅读

Barnett M 2002 Effect of breaking bad news on patients' perceptions of doctors. Journal of the Royal Society of Medicine 95: 343–347

Buckman R 1992 How to break bad news. Papermac, London

Fallowfield L, Jenkins V 2004 Communicating bad, sad and difficult news in medicine. Lancet 363: 312–319

Leff P, Walizer E 1992 The uncommon wisdom of parents at the moment of diagnosis. Family Systems Medicine 10: 147–168

Ptacek J, Ellison N 2001 I'm sorry to tell you…Physicians' reports of breaking bad news. Journal of Behavioural Medicine 24: 205–217

Simpson R, Bor R 2001 I'm not picking up a heartbeat. Experience of sonographers giving bad news to women during ultrasound. British Journal of Medical Psychology 74: 255–272

（尹　梅　董国忠）

第 6 章

采集性病史

性病史为什么重要？

采集患者的性病史需要特殊技能。尽管在泌尿生殖门诊同患者谈论性问题似乎比较容易，但在大多数情况下，医生遇到的是复杂而敏感的医学和社会问题，如性功能障碍、性传播疾病，特别是 HIV 和丙型肝炎。对于这些，医生必须向患者询问清楚。在很多情况下，患者因性疾病前来就诊，却往往羞于启齿，说不出自己的问题。有时患者还担心受人评判或嘲笑。那些工作环境宽泛的医生和医学生需要掌握性病史采集的基本技能，这样患者就能够明白：医生不会因为谈论患者的性问题而感到尴尬，不论这些问题是患者来看病的原因与否。

为什么与患者谈论性问题时医学生和医生会遇到困难？以下列举了 7 种主要原因。

1. 谈论这类话题令人尴尬或引起个人的担心。

2. 医学生认为自己太年轻，不适合向年纪大的患者询问有关性关系的细节。

3. 学生或医生担心冒犯患者。

4. 有人认为性病史与患者的主诉没有关系。

5. 有人可能认为：这项工作应该由别人来做，如泌尿生殖专家或性健康顾问。

6. 缺乏处理复杂问题的技能，如患者的私人关系或保密问题。

7. 学生接受的培训不够，不能胜任。

表 6.1　关于性的常见主观臆断和错误认识
● 老年人没有性生活
● 同性恋男人只与男人有性关系
● 已婚的人不太可能患性传播疾病（sexually transmitted disease，STD）
● 患者自己会意识到性健康方面的问题，并且去 STD 诊所看病
● 不到法定年龄的年轻人没有性行为

续表

- 每人都有基本的生殖知识
- 如果患者担心自己的性问题，会告诉自己的医生
- 有性问题通常意味着患者还有心理问题
- 所有患者都明白医生用来描述性行为和外生殖器的医学名词
- 从患者的外表辨别其性取向（sexual orientation）

　　医生与患者沟通性问题时，遇到的其他障碍包括对生活方式和行为的模式化成见（stereotypes），以及被广泛认可的臆断（表 6.1）。臆断同性恋男人从不与女人发生性关系、老年人没有性行为都是错误的，而且可能会因此漏掉对性病史的询问，或没有将一些重要问题告诉患者。

　　当讨论性问题时，性别差异及文化规则（culture rules）可能使医患关系进一步复杂化。与男医生或男医学生谈论私人问题令某些女性患者感到不安。相反，与女医生或女医学生谈论性问题同样令某些男性患者感到不便。患者怕医生或医学生给自己做相应的检查，可能拒绝谈论任何有关性的问题。医生为患者做体检，特别是检查外生殖器时，多数患者感到既无助又害羞。

　　医生对性行为和生活方式的个人态度会影响与患者讨论有关性的问题。通过语言或非语言沟通，我们向患者传达了对性行为及生活方式的态度：漠不关心、接受或反对。在有关生活方式的个人价值观及看法上，我们流露出某些细微迹象，足以导致患者决定不告诉医生重要的信息，转而去其他地方寻求帮助。

谈论性问题的时间

　　以下情况需要与患者谈论性问题并采集详细的性病史。

患者诉说的症状可能与性有关

　　当患者出现某些症状，如生殖器发现分泌物时，医生通常会与患者谈论其过去的性行为，随后为患者做体检，建议患者及其性伴侣如何进一步降低风险，并采取相应的治疗。此时，患者也可能将对性生活表现的忧虑告诉医生。

导致性功能障碍（sexual difficulties）的疾病或社会问题

　　性问题与疾病或社会问题有关，例如糖尿病和不育症可导致阳痿。在性交往之初，HIV 阳性患者则担心自己的情况泄露给性伴侣。

性问题与疾病治疗无关

患者的性问题如果与疾病治疗无直接关系，则可能涉及护理和管理。医院中的性关系，无论是发生在患者之间还是患者与来访者（包括伴侣）之间，都是被严格禁止的。住院患者由于缺乏性亲密而产生问题，要向患者解释清楚。身处医院病房或诊室，患者做出理性和全面决定的能力下降，这就可能产生更复杂的问题。最后，患者或医生的同事对医院工作人员（通常是女医生或女护士）进行性骚扰，不仅导致显而易见的法律后果，还影响职业素质及人际关系（professionalism and relationships），对此应予以公开讨论。

是否需要采集所有患者的性病史？

疾病常影响患者的婚姻关系及性功能。心理疾病导致患者在表达对性、性功能及性健康的担忧时遮遮掩掩。某些心理疾病包括抑郁、焦虑、失眠和恐惧，可能是性疾病的潜在症状。

采集病史时医生如何询问，影响治疗方案的确定。医生与患者之间的交谈结果受多方面因素的影响，其中包括患者所患疾病的特点、患者的精神状态、医生对该病的认识及经验。当患者所描述的症状与性疾病有明显的关联时，就有必要了解性病史。相反，某些性疾病可能被相关疾病所掩盖，或由某种相关疾病造成。在这种情况下，是否要采集性病史，采集时机是否合适，有时难以做出决定。表 6.2 列出了在这种情况下采集性病史的利与弊。

表 6.2　常规采集性病史的利弊	
有利因素	**不利因素**
● 将性问题看成疾病的组成部分	● 患者和医生都感到尴尬
● 即使患者没有患有性疾病，与其谈论性问题，为将来进行有关性疾病的沟通打开了方便之门	● 患者可能误解谈话的目的，感到生活方式受到了谴责
● 讨论性行为是促进性健康的有利时机	● 患者对以前并非异常的情况产生忧虑

在采集病史的过程中询问患者是否有性疾病或婚姻方面的问题与采集详细的性病史，这两种做法是有区别的。自 20 世纪 80 年代初以来，HIV 已成为主要的医学和社会问题，因此向各类患者提出性健康话题就显得非常重要。在未来几年内，丙型肝炎可能成为性健康检查和治疗的焦点。医院规定在进行采血化验、实验室检查、调查及治疗前，要获得患者的知情同意。对那些不愿主动谈论性健康的患者，是否需要采集详细的性病史？可以先询问患者，再做决定。如询问患者

是否担心性健康，特别是 HIV，因为对此媒体有广泛的宣传。这样做表明我们认为有必要向所有患者提供健康教育，而不必臆测患者的生活方式或个人关系。

性问题讨论指南（图 6.1）

(p. 174) 练习 7

以下指南为如何与患者谈论性问题提供了线索。在与患者谈话时，运用询问的方式可以避免使谈话听起来像是在做报告，也可以避免猜测患者的生活方式和性关系。

谈话场所

与患者谈话的环境直接影响谈话的结果。与性有关的话题通常发生在以下场所，例如几乎不保护患者隐私的开放病房、泌尿生殖诊所、妇科病房、全科医生的诊室、病房中的护士站等。

应该确保谈话场所适于采集性病史，同时为保密起见，谈话场所应具备一定的私密性。其次，医生对性话题是否感到自然。如果不自然，应明确患者的问题所在，然后建议患者与更有经验的医生谈论此问题。最后，要考虑个人安全。在某些情况下，除了与患者谈话的医生，最好还有其他人在场，特别是当你怀疑患者可能有暴力或攻击性行为时。虽然这样影响谈话的私密性，但还是应该首先考虑安全。

自我介绍

自我介绍后，可做出握手或类似的接触动作，意在告诉患者，他不"脏"、不是"坏"人。此外，要强调对谈话内容保密。

从现有疾病开始

讨论应从现有疾病开始，逐渐深入到更敏感的问题。要谈论性疾病，可能需要对某些患者给予鼓励。应该给患者机会，让他们提出更敏感的话题。在谈论完其他疾病时，可以问一个不太具体的问题，如：

"你还想和我谈谈别的问题吗？"

"我不知道这次你来看病是不是说了所有问题。你还想谈谈婚姻生活或性问题吗？"

目的明确

对医生来说，采集病史信息的谈话如何开始至关重要。较好的做法是开门见山，直截了当。例如：

"我需要了解你的私人关系以便对疾病做出判断，因此我想问一些有关性关系的问题。"

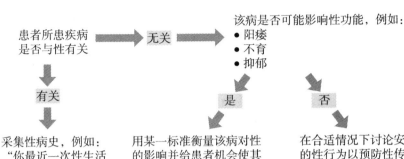

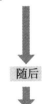

该病是否可能影响性功能，例如：
- 阳痿
- 不育
- 抑郁

患者所患疾病
是否与性有关 → 无关 →

有关

是

否

采集性病史，例如：
"你最近一次性生活
是什么时候？"
"在这次性生活中你
做了什么？"
"你什么时候注意到
这些症状的？"

用某一标准衡量该病对性
的影响并给患者机会使其
与你讨论他的担心，例如：
"因为接受不育治疗时承
受了各方面的压力，所以
有时人们对性不感兴趣。
对您来说是这样吗？"

在合适情况下讨论安全
的性行为以预防性传播
疾病，如HIV感染。并
声明你对所有的患者都
这样做。

随后

随后

随后

讨论：
- 要做的检查
- 治疗
- 咨询
- 对其他人的可能影响
- 安全的性行为
- 随访

对以下方面做出评定：就
此问题患者是否需要治疗？
或需要咨询相关专家？例
如："您想和我讨论这一
问题呢？还是想咨询这方
面的专家？"

让患者选择是否继续交
谈，例如，"如果您担心
这方面的问题，我很愿
意和您讨论"。

此外
- 在候诊区放置有关性健康的小册子和教育材料
- 与泌尿生殖专家、心理医生及心理咨询师建立联系

图 6.1　性病史：什么时候应该采集？怎样采集？

你可以接着说：

"有人对谈论这类问题感到很难为情，但我不这么认为。"

收集更多信息以便获得详细的性病史

谈论现有疾病只是采集性病史的一方面。有时，需要更全面的性
病史，包括以下信息：

- 第一次性经历的年龄
- 上一次性行为的性质
- 怀孕史、流产史、避孕药或避孕措施（barrier protection）的应用
- 其他性传播疾病史及相关因素，如离家出走、酗酒、吸毒
- 性虐待史
- 心理疾病（psychological problems）

● 性心理疾病（勃起、射精、性冷淡、性交痛）
● 文化及宗教约束和活动

不评论患者的生活方式

随着谈话中对患者私生活的评价，最初谈论性行为时的窘迫感可能被抵消。你应该问一些中性问题，不设定伴侣的性别或患者与其伴侣关系的性质。如：

"你有固定的性伴侣吗？"

"你还有几个性伴侣？"

"你最后一次性行为发生在什么时候？"

不要假设这些关系是发生在同性之间、异性之间、或涉及两种性别。为了确定这些行为的性质，要避免询问："你是同性恋吗？"，"你是异性恋吗？"，"你是乱交者（promiscuous）吗？"或者"你对伴侣不忠吗？"。这类带有成见的问题会冒犯患者。一般来说，询问关于性行为的问题比生活方式或性取向的问题更有用。可以问：

"与男人还是女人、还是二者均有？"

"你以前与男人还是女人有性关系？"

还应指出患者性关系中可能存在的与性有关的疾病：

"也就是说你妻子不知道今天你的阴茎出现分泌物，但你说过上周你们有过性生活。如果为你进行治疗，而你妻子却出现了感染症状，如生殖器分泌物，你怎样对她解释？"

不评论性行为

在采集性病史的过程中，需要明确性行为的性质。医生应该鼓励患者说清楚诸如"我们做爱了"之类的话。有时，医生可以用患者的话提问：

Tobin 先生：我们一起上床了。

Rose 医生：你能告诉我上床后你们之间发生了什么吗？

Tobin 先生：我们做爱了。

Rose 医生：你们做爱时，是阴道性交、肛交、还是二者均有？

描述具体的性行为，患者可能感到很为难。讨论一系列性行为，那种围绕着性行为本身的窘迫感或神秘色彩会消失，这样患者才能更加放松地讨论性行为：

"你说你们做爱了，这意味着你们相互抚摸？口交？互相慰藉（masturbated one another）？还是插入？"

不要猜测自己不懂的术语。医生可以这样问：

"我想我不明白你说的"口交"是什么意思，你能解释一下吗?"

重要的是医生要保持中立，不要用自己关于正常或不正常的认识衡量患者的性行为。应该避免对患者的话做出诸如惊愕、意外这样的反应。询问性经历时，应从正面提问。最好说"你最后一次性行为发生在什么时候?"，而不是"你有过性行为吗?"。对于前一种问法，患者更有可能如实回答。

我们建议谈话时使用简单词语而不是医学术语。口语或"街头话"可能冒犯人并有损医生的职业素质（professionalism）。首先，要确认患者理解了描述性行为的术语及解剖部位，因为有些看上去很简单的术语也可能被误解。

利用看病的机会对患者进行健康教育

患者来看病（与性有关的疾病或其他疾病）时是进行健康教育的好时机。为了使健康教育对患者更有意义和针对性，在提倡健康的生活方式及行为时，应该考虑到患者的年龄、发育阶段、文化和宗教因素：

Goldin 医生：既然你知道了检查结果是 HIV 抗体阴性，如何保
　　　　　　　持这样的结果呢?

Paye 先生：　不要随便与人发生性关系。

Goldin 医生：是的。但是同样重要的是，你要认识到性行为中的哪
　　　　　　　些做法是危险的。有性行为时可以使用避孕套。

听取有关专家的意见

评价与性有关的疾病，可能需要求助一系列专家，包括泌尿内科医生、健康顾问、普通外科医生、泌尿外科医生、妇产科医生、婚姻与性治疗师、婚姻与性问题咨询师、心理治疗师及精神病科医生。

案例 6.1

一已婚男性担心自己可能感染了 HIV

Jones 先生，32 岁，某天晚上来到急诊科，接待他的是一名五年级医学生。他担心自己得了艾滋病，因为在 3 年前的一次商务旅行时，他曾与一女人有染。该医学生于是问他为什么现在开始担心。注意该学生一直使用中性术语，直到患者说清楚他的性关系和性行为的性质：

Jones 先生：我有盗汗、腹泻现象。

学生：　　　多长时间了?

Jones 先生：一周。

学生：　　　你以前做过 HIV 或其他性传播疾病的化验吗?

Jones 先生：没有。

学生： 现有还有别的症状吗？

Jones 先生：我很焦虑，睡不着觉。

学生： 首先我们要为你做一下体检，然后决定做哪些化验。过一会儿医生会来。还有，我想再问你几个问题。你有性伴侣吗？

Jones 先生：我结婚了。我妻子不知道我来看病。她对此事一概不知。

学生： 你和你妻子之间有性关系吗？

Jones 先生：勉强算有。自从 4 年前我们有了最小的孩子，我们之间的性事就不太好。除了那个国外的妓女，我没找过别的女人。

学生： 我需要明确知道你是否和你妻子做爱？

Jones 先生：有时做。

学生： 你们用避孕措施吗？

Jones 先生：她用避孕药，同时我们还用避孕套。她认为性生活有点不干净。

学生： 在你们做爱时，有些东西会不会通过其他途径传播给她？

Jones 先生：我认为不可能。她不喜欢口交。

学生： 你与妓女有过哪种性行为？

Jones 先生：性交。我们用了避孕套，但我忘了避孕套是否破了。我当时喝酒了。

学生： 是肛交还是阴交？

Jones 先生：不是肛交，是"直接的"的性交。

学生： 性交以后的几天，你注意到什么症状了吗？比如阴茎可能有分泌物，或者疼痛、痒？

Jones 先生：我记得没有这些症状，现在也没有类似症状。不管怎样，如果用避孕套，得艾滋病的危险会有多大呢？

学生： 如果使用恰当，避孕套肯定会减少感染的机会。但是当避孕套破损或滑落时，也有被感染的危险。但最大的危险是不带避孕套与感染者进行阴交或肛交。现在的问题是，如果你不是病得很重，只有化验之后才能确定你是否感染了 HIV。噢，Smith 医生来了。

医学生将患者交给了医生，并总结了与患者交谈的要点。医生为患者做了检查，并预约患者第 2 天去泌尿生殖门诊。医生告诉患者，医院要为他做一系列有关传染性疾病的检查和化验。并且在做 HIV 抗体检测之前，会向他详细解释为什么要进行该项化验以及化验结果的意义，以便让他自己决定是否接受抗体检测。一周以后，患者来到急诊科，医生告诉他没有被诊断患有任何性传播疾病，同时，HIV 抗体检测结果为阴性，他的睡眠状况也改善了。医生给了他一本安全性行为宣传册。

案例 6.2

男性患者，抑郁症伴性功能障碍

Keys 先生是全科医师诊所里的最后一位患者，他是一位 40 多岁的工程师。Whincup 医生让在此实习的医学生 Theresa 接待 Keys 先生。Keys 先生看上去有些犹豫，对医生说他不想让学生在场。Whincup 医生说，让学生学习各种疾病是很重要的，但他会尊重患者的要求。当学生要起身离开时，Keys 先生说，既然如此，如果学生在场他也不介意。以下是患者与医生的谈话：

Keys 先生：因为这涉及个人隐私，所以很难开口。

Whincup 医生：我向你保证，尽管这里有学生，我们的谈话内容是绝对保密的。你可以说说为什么难以开口。

Keys 先生：有关性的问题。我总觉得与以前不一样。

Whincup 医生：你感觉不一样有多长时间了？

Keys 先生：大约 1 个月。

Whincup 医生：你感觉变化最大的是什么？

Keys 先生：我不知道该怎么说，但就是不像以前那样喜欢了。

Whincup 医生：你以前喜欢做什么？

Keys 先生：与我妻子做爱，但现在我却不能做。

Whincup 医生：不能做？

Keys 先生：不能勃起。对你说这事我感到很愚蠢，而且我觉得很对不起我妻子。

Whincup 医生：你跟你妻子谈过此事吗？

Keys 先生：没有，我尽量回避性生活。

Whincup 医生：从那时起你就再没有过性生活？

Keys 先生：你说的完全正确。再没有过。

Whincup 医生：还有几个问题。你最后一次勃起是在什么时候？你通常是在早晨醒来的时候勃起吗？

Keys 先生：是的，通常是在早晨。

Whincup 医生：这一点很重要，而且是好消息。至少这意味着你的"部件"没坏。跟我说说你家里或工作中发生的事。

Keys 先生：我妻子认为我有病，也就是抑郁症。我的老板休病假已经 5 周了。我妻子辞去了兼职教师的工作，现在还正好是孩子们的假期。我睡眠不好，体重下降。

Whincup 医生：你情绪怎么样?

Keys 先生：　我妻子可能是对的，我感到郁闷。

Whincup 医生：以前有这种感觉吗?

Keys 先生：　上大学时我看过心理医生。因为刚一离开家，我就情绪抑郁。医生给我开了一些抗抑郁的药，我不知道那些药起没起作用。也许与心理医生说了自己的问题，就感觉好些了。

Whincup 医生：当感到压力很大或心情郁闷时，人们通常会对以前喜欢做的事情不感兴趣，这是很常见的。至于你在性生活中的问题，可能有几种原因。首先，在性生活中，你越给自己压力，想表现好，越是不太可能会有自发的勃起。我想你的身体可能在对你说："我压力太大，太累了"。其次，压力和性功能障碍通常是关联的。你知道，可以用药物治疗抑郁、焦虑和失眠，但我建议在用药之前，先看看你的生活中哪些事与此相关。我们这有一位心理医生，她对治疗与性关系和精神压力有关的疾病很有经验，你想见见她吗?

Keys 先生：　如果你认为对我的情况有帮助的话。

Whincup 医生：对此我很有信心。会有帮助的。

　　心理医生为 Keys 先生设计进行减轻压力和放松的治疗方案，并用 Masters and Johnson 方法解决性功能障碍问题。该疗法旨在去除 Keys 先生怀有的必须与妻子性交的压力，将注意力转移到"非进入"型的性活动上。尽管 Keys 先生说在这些活动中他能勃起，但还是拒绝了让妻子参加治疗的建议。他的性行为表现有所改善，工作压力也有所缓解。与此相反，他的抑郁情绪则没有好转。于是医生为他开了一个疗程的抗抑郁药。8 周以后，Keys 先生的所有问题均解决了。

要　点

■ 我们所面对的医学与社会问题（medical and social problems），如性功能障碍、性传播疾病特别是 HIV 与丙型肝炎，既复杂又敏感，这一点应该向患者说明。

■ 在提供医疗卫生服务的机构，应该更加开诚布公地讨论性疾病。这样做的障碍包括文化忌讳、担心对患者的冒犯及缺乏与患者谈论性问题的技能。

■ 医生倾向于用模式化的成见猜测患者的生活方式及行为方式。

■ 性疾病不可避免地影响患者的其他社会关系。

续表

■ 要学一些特殊的技能，在患者因性问题来就医时，这些技能对医生与患者的沟通很有帮助。

■ 与患者讨论性问题时应该与不应该做的：

　—明确谈话目的

　—不做假设

　—不要有成见

　—提问但不评论别人

　—运用患者使用的语言

　—保持医生的职业性

　—谈话时要让患者明确与性伴侣的关系（address relationships）

　—当你不明白患者所说的术语或某一行为时，请患者给予解释

　—应就性行为而不是生活方式进行提问

　—声明对谈话内容保密、保护个人隐私

拓展阅读

Bor R, Gill S, Miller R et al 2008 Counselling in health care settings. Palgrave McMillan, London

Green S, Flemons D 2004 A handbook of brief sex therapy. WW Norton, New York

Merrill J, Laux L, Thornby J 1990 Why doctors have difficulty with sex histories. Southern Medical Journal 83: 613–617

Miller D, Green J 2002 The psychology of sexual health. Blackwell Science, Oxford

Vollmer S, Wells K 1988 How comfortable do first-year medical students expect to be when taking sexual histories? Medical Education 22: 418–425

（赵文然）

第7章

与不同文化背景的患者沟通

Zack Eleftheriadou

不同文化背景与种族之间沟通的重要性

与拥有相同文化背景的医患沟通相比,来自不同文化背景的医生与患者之间,沟通则具有不同程度的困难。患者如果来自一个文化背景完全不同的国家,发现自己不仅身处一个完全陌生的国度,同时对医院的环境也不熟悉。对患者来说,医院是不同的文化价值观、文化期待(cultural expectation)及语言的代表。在一个陌生的环境里得了病,同时又远离朋友和家人,使得这段经历异常艰难,特别是当患者听不到母语时。

停下来想一想

想象你自己不舒服,而且不知道得了什么病。但你很清楚,你必须到最近的医院去看病。你来到了医院,却不知道应该去哪个科室看病。所有的标志上都写着另一种语言,人们说的话你也听不懂,但你很清楚你必须马上找个人说明情况。你会怎么做?如果你已经很担心自己的身体状况,再加上陌生环境的压力,很可能会削弱你的思考能力及解决困难的信心。

跨文化沟通不仅对患者来说是困难的,对医生来说同样也是挑战。例如在为患者看病时,你要考虑不熟悉的种族与文化因素,理解这些因素需要时间和耐心。此外,你可能也不清楚患者本人或其家庭的想法和期望,以及患者出于特殊的文化背景而来的想法。与不同文化背景的患者沟通时可能会遇到哪些困难?以下案例将帮助我们思考。

案例 7.1
沙女士,一位亚洲裔妇女,来医院看病

Shah 女士经全科医生介绍来到医院门诊看病。她是与丈夫一起来的,但护士只让她去见医生。她丈夫起身要和她一起去,但护士说没有必要。Shah 先生很生气并坚持要亲自见医生。医生注意到他们穿着传统服装、英语说得也不好。他不理解 Shah 先生为什么这么生气、为什么要陪着妻子看病。来自不同文化背景的患者处事的方式很不一样,因此,接待这样的患者常使这位医生感到不自在。

文化在医患关系中的作用

在接诊任何一位患者时，为了与患者进行有效的沟通，都要理解患者的文化背景。文化可以定义为建立在不同人群的成长环境和个人经历之上的思想、价值观、信仰、习惯和行为方式。与拥有不同背景的患者沟通时，在众多因素中，文化差异突出地表现在语言、服饰、与性别有关的问题、家庭关系及对待疾病的态度[1]。

对于医疗服务，医生与患者的文化视角和观念各有不同。在医疗环境中，医生要考虑患者看问题的角度，但与此同时，医生又不能根据自己对患者文化背景的认识做太多的假设。例如，在 Shah 女士的案例中，如果医生认为她是印度人而且英语说得不好，所以对英国文化不熟悉，这种推测显然不对。外表上的差异如服饰及所使用的语言并非一定反映不同的思想观念和价值观。医生要了解患者的期望、想法和信仰，而不要根据外表或语言得出结论。

在进一步分析医生如何对待跨文化问题前，让我们先列出要讨论的问题，探讨为什么医患之间的沟通可能会有困难。

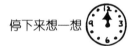
停下来想一想

考虑这样的问题：医疗服务机构中的很多环节、做法和常规对患者来说都可能是新的、不熟悉的。现在考虑一下，哪些事情特别可能引起患者的紧张。

当遇到文化问题时，医疗工作人员要自信地讨论患者的需要，理解患者的想法，这一点很重要。如果医护人员轻松自信地问患者问题，就会使患者感到轻松，愿意回答。即使当患者认为这一问题涉及个人隐私、在家人面前都很难回答时，也会愿意回答。有时，当我们所处文化背景与患者所处文化背景发生冲突时，我们的做法会有很大的困难。以下是一个与此有关的案例。这并不意味着你要对所有的文化差异都了如指掌，但你要承认，的确存在对社会习俗的不同看法。

称呼

- 弄清患者的全名。
- 如果患者的姓氏不常见，则请教患者。通常患者（特别是青年一代）会将姓氏译得更西方化，以便更好认。然而，除非患者有过说明，否则可能造成很多尴尬局面。
- 家庭成员的姓氏可能不同，所以不要用丈夫的姓称呼妻子。同样，也不要用妻子的姓称呼丈夫。例如，在印度语中，"婶婶（aunt）"和"叔叔（uncle）"的称呼有 4 种。在孟加拉语中，普通名词和代词没有性的区别。所以你发现，孟加拉人对"他"和"她"是不区分的。

- 以姓氏称呼患者，除非是已经熟悉患者。在有些文化中，年长者希望别人正式称呼自己以示尊重。

与患者关系密切的人

- 询问陪同者中谁与患者的关系最近。问清患者是真心希望有人陪同还是迫不得已。
- 问清楚与患者有重要关系的人是否希望在问诊的过程中陪伴患者。例如，在以上案例中，Shah 先生认为作为一家之主，陪同妻子并直接向医生解释妻子的病情是他的责任。然而，即使 Shah 女士有人陪同，医院也要尊重患者的文化背景，医生（或护士）仍然有责任保证 Shah 女士明确理解医生与她的谈话，以及为她施行的各项医疗措施。
- 多少人可以参与医生的诊疗过程？他们如何参与？在哪个阶段参与？这些问题也要向患者说明。例如，医院对探访者身份及探访时间的限制通常对患者不方便，你要向患者及家属解释清楚，这是医院的规定，因为探访者会影响其他患者。

饮食

- 患者是否有希望遵守的饮食原则？例如，穆斯林患者不吃猪肉，因为他们认为猪肉不干净。
- 患者是素食者还是严格素食者？
- 患者是否对提供食物的形式有特别的要求？例如，穆斯林患者不吃用左手提供的食物，因为他们认为只有右手才是纯洁和干净的。
- 是否允许家属为患者带食物？如果允许，必须提供明确的膳食指南与原则，即在不违犯文化信仰及饮食习惯的基础上，明确哪些食物有助于患者康复。

宗教

- 询问患者是否有宗教信仰，是否参加宗教活动？
- 询问患者是否希望在住院期间祈祷、祈祷的方式和频率，而且要弄清如何与值班护士协调此事。如果有可能，应该弄清患者对待某些医疗措施的宗教观点，因为这些观点可能成为医疗措施如输血、流产实施的障碍。

个人卫生

- 患者对沐浴是否有特殊要求？例如，在锡克（Sikh）文化中，必须由同性别的人为去世的人沐浴。
- 患者如何看待在异性医生或护士面前脱掉衣服？

- 患者是否拒绝理发或剃除身体其他部位的毛发?

着装

- 患者身体的某些部位是否要保持不暴露?例如,对东正教妇女来说,要将身体除了手以外的所有部位遮盖起来,这一点非常重要。
- 珠宝装饰与头巾是否有宗教含义?
- 其他有特殊意义的服饰。

应该由谁提出文化差异的话题?

在给患者看病时,对文化或种族的话题应该由患者提出还是由医生提出还有些争论,因此,有关文化与种族的讨论也经常被忽视。最近,文化差异的培训工作已经有所改进,医疗工作者承担起更多的责任,更注意谈论患者文化背景中的重要问题。文化差异在医生与患者的接触中至关重要,这些问题总会直接或间接地出现在医疗工作的某些环节。例如,如果因为医生没有顾及患者的文化需要,患者可能感到沮丧,因此不配合治疗或爽约。这是一种间接的方式,它告诉医生考虑患者的需要是非常重要的。在 Shah 女士的案例中,医生需要证实以下问题:

- 看病时由丈夫陪同,而不是她自己去见一位男医生。这样是不是更能被她的文化习惯所接受。
- 她的犹豫(不愿单独见医生)是否由与文化无关的原因引起?

医生可以请他们二人到另外一个房间,以便问清她丈夫是否要参与医生的问诊:

医生: 看病时你们二人都想在场吗?

Shah 女士:我丈夫必须和我在一起,这样他可以告诉我该怎样做。我不能一个人留下,因为毕竟是我丈夫送我到医院的。

在以上的交谈中,文化因素从一开始就存在,这一点很明确。但是,如果患者暗示了文化因素的存在,但没有直接说出来,医生就有责任鼓励患者开诚布公地谈论这个问题。如果医生将这个话题作为与患者交谈的内容之一,文化因素就不太可能干扰医疗工作。为什么患者有时会以一种隐讳的方式提出文化差异的问题,或者干脆避免这个话题呢?这里有几种原因:

- 他们可能怕医生生气、对此妄加评论,或者不理解该问题的重要性。

- 他们不知道医生对他们的文化了解多少，也不知道医生是否会认真对待该问题。他们害怕，如果提出符合他们自己的文化习惯的做法，会冒犯医生的文化习惯和接受的医学教育，从而可能会影响对他们的治疗。
- 在某些文化中，医生（特别是男医生）拥有极高的社会地位和绝对的权威。
- 为了看病，要长途跋涉，来到一个陌生的国家。有些患者对此很生气，但他们怕医生看出他们的怒气。因此，他们对治疗上遇到的问题保持沉默，但以间接的方式表达他们的不安情绪，如不来赴约或不配合治疗。

提出文化差异的话题为什么困难？

- 怕自己看起来像种族主义分子，或者对文化问题有偏见之人
- 谈论此问题时感到能力不足或缺乏经验
- 有关文化问题的知识不够多
- 怕被误解
- 怕被拒绝，如果患者当时不能接受谈论此问题的建议
- 不能肯定患者的社会文化背景。例如，患者是移民、还是来自主流社会的当地人？在主流社会文化中，患者又倾向于哪个方面？

跨文化沟通中的障碍（表 7.1、表 7.2）

价值观

　　患者所处文化体系中的价值、规范、信仰和行为准则可能与医护人员不同（事实上的确不同或者医生感觉上不同）。对观念、行为和礼仪共同的文化认识，有助于我们与其他社会群体的沟通。但当我们与来自不同文化体系的人进行沟通时，这些认识就可能成为沟通的障碍。文化差异表现在人们对待家庭结构、婚姻或伴侣关系、生育及抚养子女的态度上。简而言之，文化差异表现为如何看待个人与社会的关系。某些文化体系强调个人主义，而另一些文化体系强调集体主义。我们对其他文化体系的认识根深蒂固，以至于我们认为来自某一特定文化体系的所有患者都会有相同的想法和行为。例如，我们会设想，与任何一个孟加拉妇女的交谈，都必须通过其丈夫或其他男性亲属。尽管对大多数孟加拉妇女来说的确是这样，但是也有人持不同的看法。在患者所处的社会中，家长和老人被认为是最重要的社会成员，理应受到尊重。对于年轻的社会成员如何称呼其他社会成员，也有明确的规

定。在医患关系中，也必然会遇到这些社会行为。例如，如果一个患者不习惯于挑战权威，就会服从医生的所有建议。关于 Mahmooda 的案例（案例 7.2）就说明了医生与患者家庭的其他成员取得联系的重要性。

表 7.1　关于跨文化沟通的建议
● 清楚自己的价值观，同时不将自己的价值观强加给患者
● 了解患者的文化背景，特别是当患者来自于该社会较大文化群体时
● 让患者知道你尊重你们之间的不同
● 找到你和患者之间的观念及期待的相似之处，并尽可能依靠这些相似性
● 对你不熟悉的文化行为保持开放的心态
● 在不损害医疗服务质量的前提下，在治疗中对患者的文化观念给予考虑
● 向患者解释，你将竭力为患者提供最好的医疗服务，但你不是患者所属的文化方面的专家

这里有一个日本家庭的例子，有助于我们理解患者拥有的文化背景的重要性。在与患者交谈时医生得知，这个 4 岁的小患者仍然在父母的卧室睡觉。对此，医生首先要弄清，这在日本是不是很普遍，然后再考虑这种做法是不是正常（因为这种做法在西方社会是不正常的）：

"这孩子一直都睡在你们的房间吗？"

"在日本，孩子与父母在一起睡是不是很普遍？"

与患者谈话时，如果需要考虑文化因素，医生应该请患者声明他的文化行为（cultural practice）。例如，"你们的婚姻是由家人安排的吗？"。这样提问的目的在于视患者为独立的个体。社会中的每一个体都可能接受社会的某些价值观，同时又排斥另一些价值观。所以，如果假设个人的行为都是由个人所在的文化体系的价值观决定的，也会造成误解。例如，信奉穆斯林的华人、信奉佛教的华人及现代华人，尽管他们拥有某些共同的基本价值观，但是对待遗体问题的态度却明显不同。

表 7.2　跨文化沟通时"应该"和"不该"做的
应该做的
● 使用开放性问题提问
● 探讨有益于医疗服务、基本的种族和文化背景问题。但除非有必要，这种探讨不必很深入
● 承认任何你不明白的问题
● 尊重文化差异
不该做的
● 假装明白你并不清楚的文化体系

- 评论文化体系
- 假设患者所处的文化体系与发病及治疗效果有关
- 如果在与患者的第一次谈话时没有涉及文化问题，则假设文化问题不重要，而医疗工作的任何阶段都可能出现有关的文化问题

人体发育

人体发育每个阶段的定义都体现了特定的文化理念与实践。例如在英联邦国家，"青春期"指人体特定的发育阶段，这一阶段人的心理和行为表现为特定的经历、冲突与矛盾、对事物的迷恋、胸怀人生目标与理想等。而在另一种文化系统中，青春期开始于不同的时间，有不同的特征。因此，如果假设一名意大利青春期女性与一名同年龄的英国女孩会经历相同的与年龄有关的青春期冲突，显然是不正确的。因为拥有不同文化背景人群的生命阶段存在差异，所以你要了解患者的经历。

对疾病、护理及治疗的看法

对于可被接受的、有效的治疗及其他医疗服务形式，不同的文化体系有不同的看法。所有患者对自己如何得的病、需要什么样的治疗都有一些看法。弄清患者来看病之前的这些想法对治疗有很大帮助。作为医生要清楚的是，患者和你对疾病的认识是否有相同之处。否则，如果医生对患者的个人看法或文化信仰不予考虑或回避，患者会认为受到了医生的误解或感到沮丧。

患病的原因多种多样。一个来欧洲旅行的非洲人被诊断为 HIV 阳性，他感到非常震惊，因为他认为这是"白人的病"。得知这一诊断后，他感到得病是上帝对他的惩罚。既然是上帝的意愿让他去死，也就没有任何治疗的理由了。对此案例，医生发现用医生的知识很难让患者的信仰妥协。在这种情况下，就有必要在尊重患者宗教观点的同时，与其商量如何使他获得最好的支持。另一种做法是，在获得患者同意的前提下，请另外一个人为患者提供心理帮助，而这个人须与患者拥有相同的文化背景，并对 HIV 感染有正确的理解。

语言

语言在跨文化沟通中至关重要。甚至当患者熟悉主流文化所使用的语言时，语言中细微的差别、比喻、惯用语、非语言暗示也能造成误解或迷惑，因为对患者来说毕竟不是母语。误解会威胁医患关系，严重影响对患者的治疗和护理。

为对英语知之甚少或完全不懂的患者进行治疗时，有些医生使用卡片，在上面用不同语言写上关键词及英文释义。给患者看这些用其母语写的词，医生则读出相应的英文。例如，当医生想弄清患者想说的是不是"难过"、"沮丧"或"生气"时，会选择带有相应词汇的卡片。在难以找到翻译的情况下，可以使用卡片系统。或者，为了加强与患者的沟通，即使有翻译在，也可以使用卡片。因为卡片可以使医生和患者的沟通更直接，而不是通过第三方。

有时，给患者看一些用患者所使用的语言印刷的出版物也很有帮助。但是，必须对这些小册子进行适当的解释，而且，这些出版物也不能替代医生与患者面对面的沟通。纸质出版物常用来让患者在较轻松的环境下充分阅读，以便吸收和理解看病时获得的信息。

医生的文化背景

现在总结一下与不同文化背景的患者沟通时遇到的主要问题：

- 除非文化或种族问题对患者来说非常重要，或者不提出来可能造成误解，否则没有必要提出来。
- 有时人们有一种错误的认识，即为了使医患之间易于沟通、提高服务质量，应该让与患者拥有相同文化及种族背景的医生诊治患者。对某些患者来说，这样可能更理想，但对其他患者来说，文化与种族背景的差异不会成为障碍。或者说，这种差异与治疗本来就无关。患者有能力选择自己要找的医生，并有能力说明他们希望获得什么样的治疗。例如，医生可以这样问：

"您是不是觉得找一个和您的文化背景相似的医生交谈起来更容易？"

"和一个对您的文化一点不了解（或不懂您的母语）的人沟通是很困难的，对此我非常理解。但是，您或许可以告诉我，对您来说很重要的、看病时必须遵守的文化规则。"

在以上例子中，医生承认在与患者的沟通中存在困难，并努力与患者一起克服困难。另一种情况是，有些患者会选择与其文化背景不同的医生。这类患者不愿向与他们拥有相同文化背景的人透露所患疾病。因为患者知道，某些行为是不能被他们所属社会的价值观所接受的。而对另一些患者来说，选择同性别的医生可能比拥有相同文化背景更重要。通常情况下，刻意为患者选择医生的结果是强化了社会群体对彼此模式化的认识。同时，如果为某一患者选择了一个与之拥有相同文化背景的医生，这个患者可能会期望该医生与他或她拥有相同的价值观，这将会使一个在另一文化系统中接受教育和培训的医生处于尴尬的境地。

● 尽管患者与医生拥有不同的文化背景，但医患之间仍然可以进行有效的沟通。人们常认为，如果医生和患者的文化背景差异太大，他们就不能进行有效的沟通。这种想法会导致医护人员有意回避某一少数民族患者，原因是他们不知道如何与患者沟通。实际上，差异并不总是沟通的障碍。你可以用各种方式获得有关患者文化背景的信息，富有建设性地实施治疗。患者也可能对其客居国家的文化有相当的了解，因此在看病时愿意超越自身的文化限制看待问题。

讨论跨文化问题的指南

环境

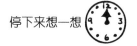

停下来想一想

回想你刚刚来医学院工作的第一周。你是如何向别人打听你要去的地方的？你是如何对待陌生人的？和你一样刚刚到来的新同事又有怎样的经历呢？

医院或其他医疗机构里陌生的氛围和人员会使患者焦躁。因此，尊重患者的情绪、不在医院的公共场所谈论患者很重要。患者会根据所处的环境对自己将受到的治疗做出相应的预期。如患者对有住院部的医院预期会高于全科医师的诊所。有关医院工作程序的信息应该清晰准确，而且要向患者解释，以减轻患者的焦躁情绪。

自我介绍

有证据表明，医生与少数民族患者的沟通方式多种多样。少数民族患者由于英语说得不流利，常被认为没有来自主流文化社会的人聪明；少数民族患者本身也可能认为自己不那么聪明或能力不够强。另一种常见的现象是，医生可能为英语熟练的患者提供更多、更直接的信息，因而患者能把自己的担心表达得更清楚，也更易提出自己的问题。

有一点很重要，就是要直接用患者愿意别人称呼他的名字称呼患者，而不要用第三人称称呼患者（例如，那位亚洲裔先生），因为这样的称呼有损患者人格。在某些文化中直呼其名（而不是姓）是冒失行为。关于这一问题，医生可以这样问：

"那么您是…先生？我的发音对吗？"

"您希望我怎么称呼您？"

查看一下病案记录里的患者名字，看看拼写是否正确，并弄清正确的发音。听起来很陌生的外国名字有时读起来非常困难，甚至让人无法尝试如何去读。但是，不要试图表达你对不熟悉的东西不感兴趣。

在拥有众多少数民族患者的地区，医院病房应该有一个姓名系统，包括不同文化人群使用的姓名。例如，在西欧使用的穆斯林和印度姓名系统与其他地区是有区别的，这就可能对患者及其病案造成混淆。穆斯林人有几个继承的名，例如，东南亚男人的姓与其妻子的姓不同。他可能被称为 Mohammed Ishak，前一个是他的教名，后一个是他的本人的名字。名字的顺序一定要这样排列，通常没有姓。穆斯林女性也有两个名字，但是与男性不同。例如，在名字 Fatima Bibi 中，第一个是名，第二个相当于"小姐"或"夫人"。如果译过来，Mrs Bibi 的字面意思是"妻子女士（Mrs Wife）"。但是你也可能会发现，为了方便与非穆斯林人沟通，有些穆斯林人会把他的第 2 个名作为姓使用，尽管这仅是他个人的名。

与患者的沟通可能需要以更间接的方式进行，避免那种典型欧美人之间的问答式谈话。至少也要让人感到，医生在努力以患者要求的方式在与之交谈。西方人可能对直接的、公事公办的沟通方式很熟悉，来自其他国家的患者则可能希望医生询问有关他们家庭的细节。如果医生想立即开始看病，他们可能觉得很奇怪。基于这些原因，对于你将如何给患者看病，要向患者解释清楚，这一点很重要。

"我需要问你一些有关你的健康的问题。我要逐个问这些问题，我希望你回答"是"或"不是"。然后我们谈治疗效果怎样，以及你的担心和想法。"

获取有关心理问题的信息

基本的地理信息通常为进一步询问患者的文化背景提供了线索。例如，某患者是本地出生、在本地长大、还是刚来不久。患者在这个国家的停留是暂时的，还是打算永久居住。与其假设患者是移民或是某国人，医生不如问"请您告诉我您是在哪儿出生的"。

医生以一种开放和探索的态度对待自己不熟悉的文化，可以避免将患者的文化强加上某种意义。例如，在一次例行检查中，一个希腊－塞浦路斯（Greek－Cypriot）孕妇说她在禁食。医生在提出医疗建议之前，想了解她不吃平衡膳食的原因：

患者：我已经禁食 10 天了，我感到很虚弱。

医生：我不知道你为什么禁食？

患者：因为这个周末是希腊复活节。

医生：你能跟我说说吗？希腊复活节与我们的复活节时间不一样，这我倒是不知道。

医生关注的焦点应该是与现有疾病相关的文化因素。在以上案例中，医生应该问她打算禁食多长时间，然后再建议她在不中断禁食的情况下，摄入可以接受的食物。

患者一旦说出与其文化取向有关的信息，医生应该承认这些因素对于患者的重要性，特别是当患者要住院时（表 7.1）。医生可以问一些不太具体的问题，如：

"关于治疗您还有别的要问吗？在看病期间（或住院期间），您还有别的事情吗？"

"对于特定的文化差异问题，有时我不知道是不是应该问您，这样可以让我对此有所了解，以便为您提供尽可能的帮助。"

有些情况下，在一个忙碌的医院里，某一特别的文化行为可能由于太繁琐而无法进行，这就有必要事先告诉患者，还需要与患者进一步的谈话（如通过护士或病房护理员）。如果文化行为不能在医院进行，则需要向患者解释清楚，以避免误解。

探讨患者对疾病的看法

正如我们在以前所强调的，患者对其所患疾病的原因可能有自己的看法。医生可以通过提问尝试了解患者的看法（表 7.3）。患者的回答可能有利于医生对病情的了解，也可能有利于医生提出合适的治疗方案。

探讨患者对治疗的期望

医生可以问这样的问题：

"您想得到什么样的治疗？"
"您希望的治疗结果是什么？"

医生向患者解释疾病及相应的治疗时，所用的术语既要符合患者的信仰，又要体现医生的权威和专业知识。如果由于文化差异的存在，医生与患者的观点相互对立，医生应该承认这种认识上的差异，这样就表明患者的看法并没有被贬低。总之，患者有选择接受哪种治疗的自由。例如，在斋月期间，一名穆斯林患者问治疗是否可以推迟到宗教节日结束以后。这是不可能的，因为治疗必须立即开始，这一点极其重要。在这种情况下，医生需要解释为什么治疗必须马上开始。要让患者理解现在开始治疗是为患者着想，而不是不尊重宗教。很多宗教在涉及治病特别是紧急情况或生死攸关时，都允许某种程度的灵活考虑。

兼顾医疗与文化价值观

对下列话题，医生与患者可能有不同的世界观或态度：

表 7.3 探讨患者对疾病、护理和疗的看法指南	
指南	**向患者提出的问题**
探讨个人对疾病、护理和治疗的看法	你最近感觉怎么样？能跟我说说吗？你认为什么样的治疗会有效？你认为我们应该怎样进行治疗？
患者认为疾病是源自自身（生物的和生理的）因素还是源于外部因素（如超自然因素、宗教因素）？	你认为你得病的原因是什么？
疾病的表现是心理上的？还是生理上的？	你哪儿不舒服？能让我看看吗？有什么症状？什么时候发现的？怎么发现的？
患者是否认为他（或她）对疾病或者对疾病的治疗和护理有某种控制能力？	自从你发现自己得病后，采取了哪些措施？
患者是否有对其生活有重要影响的亲属或朋友？他们对疾病有什么看法？	谁（指患者的亲属）建议你用该方法治疗的？你为什么认为你的亲属身体也不太好？
总的来说，某一特定的文化怎样看待该病？	你的文化怎样看待得癌症/艾滋病的人？
在对待该病的认识上，医生与患者的文化体系之间是否有共同之处？	尽管你感觉好多了，我还是建议你再用几天药。你同意吗？

- 精神信仰与实践
- 社会文化理念
- 家庭经历与价值观
- 对健康、疾病和治疗的认识
- 对少数民族文化的认识与模式化看法

　　对医生来说，患者的某些生活方式听起来很陌生或怪异，但你要记住，这是患者的文化价值观的一部分。例如，一名患者要求其家属在他看病时全程陪同，这种做法很难让人理解，因为西方文化更强调个人隐私。同样，医生的价值观对患者来说可能看上去也不正常。在跨文化沟通时，医生在开始治病前，必须建立一种和谐关系。目的是缩小与患者因世界观不同造成的文化距离。不要把自己的文化态度强加给患者，而是要在你与患者之间创造与治疗有关的共识（图 7.1）。这种共识既要考虑到患者的需要和文化背景，也要考虑医院的环境和治疗要求。

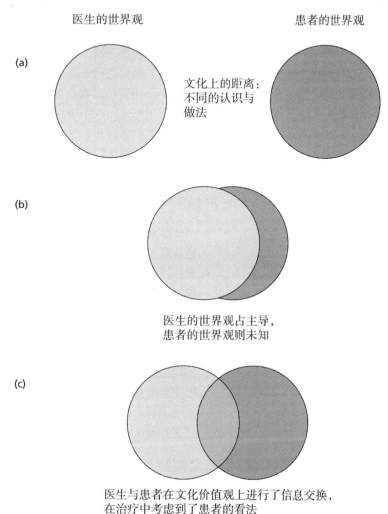

图 7.1　对于治疗达成医患之间在文化上的共识

征求患者亲属的意见

在治疗过程中，有时要征求患者亲属的意见，这样可以了解患者家庭如何对待患者所患的疾病。在处理带有强烈感情色彩的事件如家庭成员的死亡时，要征求亲属的意见，以便使医生的做法为患者的文化所接受。例如，根据犹太教要求，要尽快埋葬去世的人，一般在 24 小时之内完成。犹太教不允许破坏尸体，除非法律要求进行尸体解剖。印度教则要求为濒死的患者读圣书；患者死后，不能覆盖尸体。在患者死亡前后进行的仪式中，患者的亲属是很动感情的，如果医生不征求他们的意见就做出有关决定，会被认为是对患者亲属的冒犯和不尊重。

利用翻译

在很多医疗服务场合，利用翻译是很普遍的。如果患者或其亲属几乎不会英语，最好救助于翻译，以确保患者的亲属能明了疾病的性质和治疗方案，还要给患者及其亲属提问的机会。即使患者懂一点英语，翻译也很重要，因为患者说母语时更放松。此外，一个与患者拥有相同文化背景的翻译可以发现重要的问题，并给患者以安慰和支持。当有翻译在场时，医生应以与患者和翻译建立和谐关系为目的。但是，看病时使用翻译也可能会出现问题。

利用翻译时可能出现的问题

- 当依靠第三者进行沟通时，会产生偏见。
- 翻译过程可能改变原话的意思。
- 翻译通常是外行，因此常常不熟悉医学术语，这就限制了沟通的准确性。
- 当患者的疾病被看成是禁忌的话题时，翻译的存在使患者感到难以开口，特别是当翻译与患者来自同一国家时。
- 翻译重复患者的意思，或简化患者对症状的描述。因为在很多时候，翻译对于治疗会有自己的想法和偏见。这会使医生很恼火，因为医生此时正在竭力与患者沟通，以便获得更多的信息。从这一点上看，翻译可能帮忙，也可能碍事。理想的情况是，利用受过良好培训的翻译，或者是专门在医疗部门从事翻译工作的人。

征求同事的意见

有时，为了更有效地消除跨文化差异与医疗活动之间的分歧，有必要征求同事的意见。与患者拥有相同文化背景的同事这时特别有用。他们可以建议医生如何保证患者得到相应的支持（例如，这些同事可以找一个会说患者母语的人陪同）。

利用其他社会组织

应该让患者知道，有各种有利资源可供不同文化背景的人利用，如咨询服务、少数民族中心及其他专门提供文化信息的组织。组织或社团的支持对患者及其家庭属来说是最有用的。在很多国家，生物医学模式并不是最主要的康复系统，因此要寻求其他形式的支持，如传统的信仰术治疗师及草药师。某些宗教信徒请牧师来主持宗教仪式。每个病房都要掌握这些社团的详细资料，在需要时提供给患者。重要的是给患者时间，让患者讨论其他的问题或关心的事情。

<table>
<tr>
<td>案例 7.2
病房里的一位阿拉伯女患者</td>
<td>Mahmooda，43 岁，有 3 个孩子。因患癌症已经住院好几个月了，现在她的状况已经恶化。她感到住院非常难受，对她来说唯一的安慰就是祈祷。然而，由于她常常夜里起来祝祷，这就弄醒了其他患者，于是患者向护士投诉她。第二天，护士想和她说这件事，但她不想听，而且继续夜间起来祈祷。护士告诉了医生，医生建议让一个在医院工作的翻译来与患者及医生共同讨论此事。医生通过翻译向患者解释了目前的问题，但没有评论患者的行为：</td>
</tr>
</table>

医生：　　　您一直是夜里起来祈祷，其他患者因为睡眠受到了干扰，所以对您有意见，对此我能理解。我想，我们是不是能找到一个办法，既能让您在想祈祷的时候能祈祷，又不会影响别人睡觉。

Mahmooda：告诉医生，我需要祈祷。我有病，看看我都变成什么样了？我现在像一个老太婆。

医生：　　　我知道最近几周对您来说很不容易，您要面对很多事情。

患者沉默了几分钟，医生也没说话。接下来，医生问她对这段时间的治疗感觉怎么样。

Mahmooda：我感觉很不好，我想念孩子。你看，我现在不能照看他们，我很难过。

医生点点头，问她的孩子是否来医院看过她。患者扬起脸说：

Mahmooda：是的。昨天，一个小的和两个大孩子来过。通常是大孩子来看我，小孩子留在家由父亲照看。因为孩子太小了，看到我病成这个样子，她很伤心。我们都很伤心。我不想让孩子们看见我病成这个样子（哭）。

医生问她祈祷什么，于是理解了祈祷为什么对患者来说是如此重要。

医生：　　　在夜深人静时祈祷对您似乎是一种安慰。

Mahmooda：是的。如果没有信仰，我不知道该怎么办。

医生：　　　Mahmooda，我知道祈祷对您很重要。这就是为什么我们要找到一个办法，既让您能祈祷，同时又保证不惊醒其他患者。

Mahmooda：我不知道怎样做到这一点。只有在夜里我才能独自一人并集中精力。

医生：　也许在别的时间您也可以独自一人祈祷。附近有个家属接待室，那里经常没人。您想不想过去试一试？如果你觉得合适，也许可以在那祈祷。这样，您可以拥有隐私，其他患者又不受打扰。

Mahmooda：但是，我不知道那个房间在哪？

翻译说她可以带 Mahmooda 去，然后看房间什么时候没被占用，好让 Mahmooda 有个独处的祈祷场所。

不同的医疗服务项目、治疗措施及医生在不同的文化系统中所处的地位是不同的。当与来自不同文化系统的患者打交道时，要随时强调对医生的信任问题。因为在某些文化中，如果是女医生，其社会地位则较低。

在以上的案例中，医生表达了对患者的文化行为的理解（表7.2）。当为穆斯林妇女做体检时，也需要医生有这种理解。特别是在进行妇产科检查时，穆斯林妇女通常要求由女医生来做。在 Mahmooda 的案例中，尽管是男医生，但是通过承认她在医院的痛苦，医生尽力表达了对 Mahmooda 的尊重。同时，医生也礼貌地向她说明了在医院里不能做的事。

案例 7.3
一位看急诊的亚洲裔妇女

Shereen，一位 17 岁的印度女孩，因外伤、腹部疼痛来就诊。她腹痛，但不想让男医生给她做检查。她的父亲坚持让女医生看病。护士理解他们的想法，但解释说这是不可能的，因为在外伤门诊只有一位男医生。

如果医院给予父女二人充分的尊重和解释的机会，他们会说明提出这种特殊要求的原因，这样就有利于医护工作者寻求满足患者要求的办法。在这一案例中，患者还感到他们暴露在大庭广众之下，因此不愿在候诊室谈论病情。意识到这一点后，护士把他们带到一个安静的、可以与患者单独谈话的地方。

父亲：　让一男人碰我女儿，我们的宗教不允许。只有结婚后的丈夫才能碰她。

护士：　但在这儿值班的只有一位男医生。您能听我解释吗？我们医院的常规做法是，当有妇女要做妇科检查时，都有一个女护士在场。您看这样您能接受吗？您的女儿会放心吗？

护士试探性地提出了建议，因此患者及其家属不会感到被强迫。如果他们感到要太多地放弃自己的文化及宗教信仰，他们可以拒绝接受治疗。在这一案例中，女孩疼得厉害，这就只好让文化价值观让步了。于是女孩同意让男医生检查，但要求在医生面前不脱衣服，同时女护士要在场。她让她父亲去和医生谈。

女孩和护士去了旁边的一个房间里。护士问 Shereen 感觉怎么样，并努力取得 Shereen 的信任。这一点对于检查至关重要，还关系到患者是否愿意服从治疗：

护士：　你感觉哪儿不舒服？请告诉我疼的位置，我好告诉医生。

Shereen：你看，好像是这儿疼（指腹部）。

护士：　你能告诉我确切的位置吗？

女孩让护士看了疼痛的地方，并问护士是不是还要让医生看。护士说这样最好，因为医院需要医生的意见，以便决定怎样为患者解除疼痛。女孩换上了医院为检查准备的长袍，但护士让她在长袍下面仍然穿着衬衫，以便遮住后背和手臂。与此同时，护士问了一些有关女孩的兄弟姐妹的问题，以便继续建立与女孩的信任关系。然后，护士带女孩去见医生。来到检查室后，医生做了自我介绍。在这之前，医生已经对患者的情况有所了解。

医生：我很抱歉得让男医生为您的女儿做检查，但是今晚我是唯一的值班医生。我认为她必须马上接受检查，所以检查只好由我来做，因为现在我们没有别的选择。如果可能，在必要时，我们尽可能安排一位女医生对她进行跟踪观察。

医生给了患者选择的余地，同时，医生也告知患者的父亲，他认真地考虑了他们的文化要求和他女儿的病情。然后，医生问了一些问题，患者的父亲代他女儿回答：

医生：　什么时候开始疼的？

患者父亲：今天早晨开始的，然后就越来越重。

医生通过护士从女孩那里证实了患者父亲的说法。这样做很重要，因为患者家属很紧张，并竭力想帮忙，但可能会传达错误的信息。合适的做法是，要做出合理的诊断，医生要把重点放在患者的感受上，并强调这样做是因为医生不能肯定是不是的确像患者家属说的那样，所以要进一步了解情况。

患者的父亲急切地想知道女孩到底得了什么病。他关心女儿是否能生育，想就此得到医生的证实。医生明白，向患者及其父亲解释清楚他们所关心的问题很重要。同时，如果真的发现女孩有卵巢囊肿，还要如实告知他们可能的治疗措施。医生需要阐明以下问题：

- 下次谁陪女孩来看病？
- 下次来看病时，是否可以还让他接待？是不是想让他把患者转交给一位女医生？

- 患者及其家属对医疗措施有哪些了解？（医生不想让患者离开医院时有不必要的担心）
- 是否有必要找一位翻译来解释具体的医疗措施？
- 如果找一位与患者有相同文化背景的翻译，患者及其家属有什么想法（妇科疾病及生育问题是很敏感的）。
- 如果的确是囊肿，是现在就告诉他们疾病的可能后果、还是等到下次来看病时再说？

医生：我想，现在 Shereen 应该和护士谈谈接下来的几周如何安排，如果她还感到疼的话。另外，还要谈谈如何确定是否有其他的症状。如果你们愿意，下次可以为你们预约女医生。

医生告诉了患者的父亲可能发生的情况。在另一房间里，护士向 Shereen 重复了医生说的话，以保证让 Shereen 明白并有机会提出自己的疑问。同时，护士为 Shereen 预约了下一次看病的时间。

案例 7.4
一家阿富汗难民因为儿子的健康问题来看医生

这家人来到英国的时间不到一年。在这段时间里，生了一个小男孩，名叫 Hussein。他们已有两个女儿，一直盼着有一个男孩。由于男孩是在他们家逃离阿富汗不久后出生的，他的健康问题一直备受家人关注。他们的健康访视员（health visitor）流露了一些对男孩发育状况的担心。由于健康访视员是与这家人保持经常接触的少数人之一，她的话让这家人感到既不解又苦恼，但是孩子的父亲感到不能与健康访视员谈论此事。这个典型的例子说明，当跨文化冲突涉及健康问题时，为什么医生的诊室总是成为唯一的可以讨论这些问题的地方。

医生：和我说说你对孩子的担心（孩子已经快 1 岁了）。
父亲：我可以肯定他很好。我来只是想听听您的建议。
医生：我能给您什么建议呢？
父亲：护士担心这孩子长得不正常。
医生：我想知道您是不是也有同样的担心。
父亲：也许我们的孩子在某些方面与别的孩子不同……（孩子的父亲犹豫了一下。当医生让他说得具体一些时，他转向孩子的母亲。尽管孩子的母亲明白他的意思，她还是用母语与丈夫交谈，然后由孩子的父亲翻译给医生）。
父亲：护士感到孩子的运动不够多，饮食也有问题。

在这个案例中，主要冲突在于文化因素造成的对发育的不同期望值。因为这是他们的第 3 个孩子，而且是男孩，所在，一想到护士认为他们的儿子有某种脑损伤，父亲就特别焦虑。医生决定有必要给孩子做检查，但检查要在有翻译的时候进行。尽管孩子父亲的英语也相当不错，但谈话时的很多词还是使用不当。此外，患者似乎对"健康访视员"这一概念或其作用不太了解。健康访视员关心的主要问题是，这孩子不像同年龄的孩子那样好动、对周围的事物不好奇，或者被家人管得不能随便动。健康访视员的担心还包括，虽然孩子是母乳喂养的，但他们没有给孩子提供辅食。

在许多文化中，一直是母亲决定婴儿的活动和探索空间。这个问题主要由文化决定。尽管在他人看来是安全的，但离开母亲多远合适还是由母亲决定。因为怕孩子发生意外（后面的谈话会涉及这个问题），特别是经历了阿富汗发生的事情之后，这位母亲特别警觉，不让儿子和别的孩子玩。

在这个案例中，从这个家庭的角度出发，有很多地方值得注意。例如，在本案例中，孩子的母亲最了解孩子，因此，通过翻译与她交谈对医生更有帮助。孩子的父亲既是解说又是翻译，这就意味着，医生很难通过他的描述评价孩子的发育情况，也很难理解他在英语中使用的词汇。此外，当遇到跨文化冲突时，医生最好与有关的健康访视员或其他工作人员沟通，以便弄清文化因素（如难民、特别是政治难民的精神创伤）所起的作用。此案例中的 Hussein 一家，刚来英国不久，很担心他们的儿子的健康问题。医生（在本案例中是女医生）是很受这个家庭尊重的，因为在阿富汗，妇女是不太可能成为医生的。医生为孩子做了检查，发现孩子很正常。随后，医生与孩子的父母亲谈了，为了让孩子正常发育，需要给他增加辅食。同时，医生表示尊重他们的文化习惯和信仰。孩子的母亲表示很乐意继续对孩子进行母乳喂养，同时在白天为孩子增加固体食物。

遇到难民患者时还应考虑的是，对于他们在移民过程的哪个阶段、有权得到什么样的治疗，法律的规定总是不断变化。对患者的家庭来说，这是一个敏感的问题。而对医生来说，一些诸如治疗到何种程度、是不是随访等问题会因此变得不确定。弄清这些问题意味着要为患者提供切合实际的治疗，或在某些情况下改变治疗方案。

要　点

- 当患者的文化背景、价值观、信仰和期望与疾病有关时，允许患者做出解释，这样做很重要。
- 提高对文化问题的认识有助于你正确评价患者的行为，改善治疗过程中与患者的关系，提高治疗效果。
- 某些拥有特殊文化背景的人，特别是那些刚来英国不久的人或难民来看病时，可能有多种心理和身体方面的忧虑。当患者信任医生并有安全感时，医生要与患者讨论这些问题。与熟悉英国的语言、文化和社会结构的患者相比，看这类患者需要更长的时间。

	续表

- 医生要接受别人的文化与种族观念，承认他们的观念与自己的不同，但是同样重要。
- 如果医生或患者任何一方因为价值观不同而怕被误解或拒绝，都可能遗漏严重的问题。
- 对某一特定文化系统来说，患者可能接受了其中的某些方面，而拒绝接受其他方面。在确定合适的治疗方案之前，医生要仔细衡量患者个人方面的及文化方面的需要。
- 根据种族和文化背景为患者选配医生并不总是有益的，因此也不一定总是可取的。

拓展阅读

Berry WJ, Poortinga YH, Segall MH et al 2002 Cross-cultural psychology: research and applications. Cambridge University Press, Cambridge

Eleftheriadou Z 1994 Transcultural counselling. Central Books, London

Kleinman A 1980 Patients and healers in the context of culture. University of California Press, Berkeley

参考文献

1. Helman CG 2000 Culture, health and illness. Hodder Arnold, London
2. Mullavey-O'Byrne C 1994 Intercultural communication for health care doctors. In: Brislin RW, Yoshida T (eds) 1994 Improving intercultural interactions: modules for cross-cultural training programmes. Sage, London
3. Neuliep JW 2006 Intercultural communication: a contextual approach, 3rd edn. Sage, London
4. Gardiner HW, Kosmitzki C 2004 Lives across cultures. Allyn & Bacon, Columbus, OH, USA
5. Brislin RW, Yoshida T (eds) 1994 Improving intercultural interactions: modules for cross-cultural training programmes. Sage, London

（赵文然）

第 8 章

与儿童和青少年患者进行
沟通的原则

合作者：Zack Eleftheriadou

儿童患者的管理

    儿童所患疾病与成人相似，但在临床工作中，管理儿童患者和成人患者的方法有所不同。有些医生愿意承担诊疗儿童患者这一具有挑战性的工作，而有些医生不愿承担甚至敬而远之。其实，与儿童打交道带来的不仅是挑战，还有收获（表 8.1）。

表 8.1　为什么诊疗儿童患者困难重重？
● 不知道该和儿童患者说什么，或者不用复杂的医学术语就不知该如何解释
● 儿童在陌生人面前会表现出恐惧和焦虑：不说话，或者大哭
● 既往患病体验给患儿留下不愉快的记忆，导致患儿不愿意接受体格检查
● 儿童会因疼痛而尖叫和抓挠
● 唯恐伤害到儿童
● 当一些治疗或检查（如采血）难于进行时，医生会有挫折感或者变得易怒
● 患儿的家长们难于应付
● 有时儿童需要与父母隔离开
● 担心失去孩子的恐惧感令家长手足无措
● 如果儿童存在受虐待或家庭生活不正常的迹象时，医生就不知道该如何开始问诊

沟通方式（表 8.2）

语言沟通

    与儿童患者沟通，医务人员必须给予关怀和呵护，问诊话语要符合儿童的认知水平，交流节奏要符合其发育阶段。儿童和青少年患病后的种种遭遇，通常会影响治疗过程中和治疗结束后的情绪。因此，确认孩子是否听懂是非常重要的。儿童常常从医生和父母那里得到一定的暗示，因此医生和父母要在各方面保持一致。有证据显示，如果向青少年患者告知在他们身上可能发生的事情，并如实、清楚地解释，他们就不会过于焦虑。这样的解释还可以促进医生和儿童患者之间培养和谐的关系。对儿童来说，知道接下来发生什么很重要，因此他们反复地询问。为了保障医疗措施顺利进行，有必要对儿童和青少年患者解释和交代清楚将要进行的每一步骤（特别是在家长不配合或不了解治疗措施细节的时候，比如哮喘的治疗）。

表 8.2　如何提高与儿童患者沟通的能力

该做的

- 与患儿说话或进行体检时，身体应与患儿保持同一水平线
- 在触摸孩子或体格检查前，要建立融洽的关系，获得信任
- 学习和掌握孩子表达担忧及解剖部位的名词
- 在给患儿做体格检查前，要解释每一个步骤。让患儿熟悉医院环境中的嘈杂声或气味、检查过程中的疼痛或与平时不同的变化
- 不断地讲话。镇定的讲话语气即使不能阻止患儿哭泣，也能在一定程度上消除恐惧感
- 请求患儿家长或监护人的帮助，特别是对患儿进行体格检查的时候

不该做的

- 过分依赖小礼物和小恩惠。儿童总是期盼在治疗结束后得到小的奖赏。这就形成了一种难以扭转的依赖关系
- 许诺实现不了的承诺。比如"不会痛"。虚假的承诺使患儿迷惑、沮丧和不可控制
- 使用复杂的语言或医学术语。在适当的时候，让患儿重复你说的话，以此确认孩子是否听懂了，可以借助玩具或泰迪熊证实孩子是否明白了
- 让孩子担忧医疗过程。要尽量迅速地完成医疗检查，避免孩子长时间的担忧
- 将孩子单独留在一个陌生的环境，或者与陌生人待在一起
- 鼓励孩子坚强。事实上，应该让孩子哭出来或者喊出来

游戏和绘画的作用

　　与仅以谈话的方式相比，儿童在玩耍时更容易释放对疾病和治疗的担忧。在可行的情况下，医务人员应要求父母在就诊的同时，带着孩子喜欢的玩具或其他便于与孩子沟通的物件。如果玩具属于孩子自己，就更容易产生认同感。如果没有带玩具，就诊处的游乐区应该提供。最重要的是要以儿童为中心。医务人员可以借助玩具与患儿建立融洽关系，向患儿解释医疗步骤，同时了解患儿对诊疗措施的认知程度。

动物玩具、木偶、泰迪熊、洋娃娃等都能够发挥很大的作用，比如：

"我们看看泰迪熊的胃，看看是哪里痛了？泰迪熊怎样才能好起来呢？"

"让熊猫看看你的嘴能张多大？"

环境

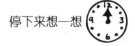

停下来想一想

成人理所当然地觉得环境设施应该符合成人的标准，而不是儿童。想想看，如果你的身高只有现在的一半或1/3，面对如下的情况，你觉得最大的障碍是什么？

- 你能触到门把手么？
- 你能爬上椅子么？你是否需要别人把你抱到椅子上？
- 你坐在桌子旁，能将肘部支在桌子上么？
- 你能自己上下楼梯么？
- 如果没有大人的帮助，你能独自离开么？

显然，不可能在任何场合都创造一个完全以孩子为中心的环境。想想将来你成为合格医生时，应该怎么办？如果你是全科医生，或医务工作者，你是否希望儿童患者在你工作的环境中有宾至如归和舒服的感觉呢？

玩具和游乐设施

候诊室配备精心设计的儿童游乐设施和玩具才能够体现以儿童为中心。色彩丰富的墙壁、儿童游乐设施、符合儿童身材的小桌子和小椅子会令孩子感觉很舒服。有的儿童医院以动物的名字来命名不同的病区，并且将门把手等设施安装在绝大多数儿童能触到的地方。另一方面，安全问题也是必须考虑的。玩具应该经过严格的挑选，在游乐区内儿童必须由家长陪伴。绝大多数医院已经为住院的儿童设立了游乐区，安排专门的工作人员。他们具有与儿童患者打交道的工作经历，可以帮助儿童选择合适的玩具。因此，尽最大的努力建造标准的设施，构建愉快的环境是非常重要的。孩子有了玩具，看见了熟悉的环境就更听话了。对于那些被束缚在病床上的孩子，游乐区的工作人员经常去看望他们，并给他们带来玩具。玩具能够增进孩子和医护人员的沟通。

医生的仪容仪表

在医院里，医生们恰当的穿着和仪容仪表令孩子感到舒服。比如，有些医生使用彩色的听诊器，在领口别上滑稽的像章，口袋里装着小巧的毛绒玩具以便在需要的时候拿出来逗孩子。许多药剂师穿着统一的制服、白大褂或休闲服，创造一种比较放松和友好的环境。无论怎样，都要优先考虑儿童、青少年、家长和监护人，也就是医疗服务应当与医院/卫生机构整体的建设协调起来，让他们感觉就像回到了家里一样（特别是对那些儿童和青少年癌症患者）。以上这些因素能够提升医生的亲和力，保障医疗措施的有效进行。

诊室

像候诊室一样，诊室也应该以儿童为中心。切记儿童和成人一样需要私人空间，因此，在给儿童进行体格检查的时候，要拉上窗帘、关好门。为儿童和青少年检查时，通常多预留一些诊疗的时间。

介绍

必须能够与不同发育阶段的孩子进行恰当的交流。要能够分辨出儿童发育正常还是发育迟缓，发育迟缓的孩子需要特殊的关注。儿童发育的每一阶段都有些关键点和矛盾冲突。有的孩子不能很快对别人产生信任，因此如果一个孩子本性害羞，那么有必要坚持与孩子进行沟通。在问及疾病前，可以问问他的爱好和兴趣。

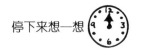
停下来想一想

有许多关于儿童成长发育的书籍，但是在与儿童沟通的过程中，感觉与直觉发挥着重要的作用。设想一下，对 3 岁、4 岁、8 岁和 12 岁的孩子如何解释什么是生殖。

试着向朋友或其他同学解释什么是"生殖"。注意每个人的用词，你是否使用了儿童的语言？是否使用了过多学术的、复杂的术语？是否摆出一幅屈尊俯就的姿态？是否采用上课的形式？是否绘图描述？是否借助于木偶或玩具？是否通过提问来确认孩子理解了多少？

采集病史

尽管在有家长陪伴的情况下，医生能够与婴儿交谈，但与婴儿单独谈话是不可能完成的任务。这对病史的采集提出了挑战。婴儿有其独特的个性和喜好，获取婴儿信息的最有效方法就是沟通，比如目光接触；俯下身体，与婴儿保持令他感到安全的距离，同时又能够清楚地看到你；与婴儿说话时镇定而温和。如果婴儿看上去很开心，你自己也会展现更多的微笑，语速加快，语调升高；如果婴儿看上去有点紧张，你应该相应地改变方法。

通过与婴儿的沟通，掌握其气质特征，知道孩子如何获得安全感，如何交流。例如，吮吸拇指可使婴儿安静下来。婴儿通过微笑和发出咿呀声与人交流。在给婴儿进行检查的同时，及时将孩子的发育情况反馈给家长。这时，家长更愿意吐露对孩子的担忧。例如：

Richard 医生：　"她握得很紧，看，她试图自己翻过身来，她很快就会爬了。"

Katz 太太：　　"但是，为什么她不喜欢被爸爸这样握着呢？"

Richard 医生：　"小孩子常常习惯于一个人的照顾，改变需要时间。她似乎喜欢被这样握着。你可以鼓励她爸爸也这样做。"

家长总是将自己孩子的发育情况和其他孩子作对比，并使用自己的标准来衡量。特别希望从医生那里得到肯定的回答。孩子成长的过程中没有对错，总是比较孩子间的发育状况是毫无疑义的。

与患儿交谈

不要使用高人一等的口气对孩子讲话。如果以低于该儿童年龄段的语言讲话，他们又认为你不是认真的。使用恰当的说话方式与儿童沟通，打消儿童的疑虑，儿童才有被理解和被尊重的感觉。舒适感将代替恐惧感。医生可以和孩子讨论其爱好、学校和朋友等，以建立融洽的关系。趁孩子摆脱开父母的时候询问孩子是希望坐在妈妈的腿上还是坐在检查台上体检。有些孩子不容易对别人产生信任，这时最重要的是不要强迫他。如果医生想让孩子离开家长的腿，可以说："你不想离开妈妈，那好吧，你可以挨着妈妈站着呀。"

通过孩子走进诊室的表现可以判断其感受。例如，孩子是大步走在父母前面？还是趴在妈妈背上不肯下来？拒绝从妈妈身上下来是孩子接触陌生人或陌生环境时的一种紧张表现。在开始体格检查或询问之前，需要花费一些时间来构建你们之间的和谐关系[1]。邀请孩子和父母参与诊疗过程的决策，原本陌路相逢就变成了合作互助。儿童有了参与感，甚至能够对治疗过程发挥作用，就会对治疗很感兴趣，信任医生并愿意返回配合。医生可以说："好，你觉得我们该怎么处理这个问题呢？"

和儿童谈话或者对儿童进行检查的时候，寻求家长的支持是非常有帮助的。有些家长担心孩子的健康前来就诊，却不得不借助医务人员的帮助才能让孩子配合，家长对此非常惭愧，医生应尽力打消家长的疑虑，增强家长对父子关系的信心。必须把孩子当成独立的个体，有着不同于家长的需求。

关注患儿的感受

医院的环境使儿童感到焦虑，其行为表现常常退回到更小年龄段。

这很正常，但是要格外地关注孩子的感受，如恐惧、失落感、抛弃感和无能。帮助孩子维护自尊，并防止一些行为问题的发生。在和儿童沟通时，虽然他们没有表达得很清楚，也要及时地作出反应。

在医疗过程中，每进行下一个步骤前，要对孩子的表现给予肯定和表扬。有时儿童认为生病是对他们做错事情的一种惩罚，从而变得更加不听话和消极，以此来证明生病是对做错事的惩罚。应该向孩子解释生病不是淘气的后果，不必为生病而自责，例如这样开导孩子：

"不仅你会生病，别的孩子也会生病，这不是你的错误。我见过许多孩子跌破了胳膊，让我来告诉你我们该怎么办。"

应该给孩子机会表达情感、提出有关治疗的问题。如果孩子的病痊愈了，就会觉得自己能够战胜疾病。对于那些患有慢性疾病的孩子，要不断地告诉他们表现得很好，一定能够战胜疾病。孩子也愿意参与到治疗过程中，还能够掌握许多对疾病的认识。例如孩子可以学会认识一些警示信号，并反馈给父母。即使治疗结束了，也鼓励孩子描述一下治疗的过程，因为这个过程给他们留下了深刻的印象。在治疗区内悬挂一些该儿童观察到的、其他儿童患者的治疗照片是很有帮助的，以此向孩子证实其他孩子也有过类似的经历，让父母和孩子有机会了解治疗的过程，甚至可以在治疗之后再回顾一下这些照片。

与青少年沟通

青春期是生理、认知和心理发生巨大变化的时期。青少年需要经历一段时间来理解和整合从儿童到成年过渡过程中发生的巨大变化。有时候他们能够像成人那样作出决定，有时候又是那么的犹豫和孩子气。适应自我的变化（比如容貌的改变，身体气味的变化，情感的强烈变动，心态的波动，责任/角色的变换和其他人反映的差异）是件很难的事情。同时，在与疾病作斗争的过程中会产生更多的问题。要给予青少年特别的关照，使他们对身体的变化和角色的转变顺其自然。作为医生，要表现出支持，随时准备对他们所关心和担忧的事作出反应。青春期的孩子比儿童时期的孩子更需要自己的空间，并常常测试独立空间的界限。比如，在预约就诊时迟到甚至违约，或者不配合治疗。

在诊疗过程中，医生要创造一切机会让青春期的孩子做选择，哪怕是很小的选择。观察他们和谁一起来就诊的，就诊的时候坐在哪里，也是很重要的。通过行为可以分析出这些孩子的独立程度。当青春期的孩子开始和自己身体的变化作对抗，并把自己看作"异质"时，医生的上述做法就相当重要了。青春期的孩子如果生病，或者面对无关紧要或随意的询问时，就会更加觉得自己是异质。

医生的职责很棘手，因为每个青春期的孩子都不一样，要考虑到不同个体和不同情形。必须时刻准备着应付这些青春期的孩子,比如承认他们是独立自主的,但要强调准时出席约会非常重要。还有一些青春期的孩子觉得自己无所不能,有时会贸然做一些事情,比如不采取保护措施的性行为。医生的职责是解释这样做的危险后果,特别是父母和老师已经无能为力的时候。医生也要给青春期的孩子机会表达担忧,切记不要一味地说教。以上的观点可以用 George 的经历证实(案例 8.1)。

案例 8.1
患有贫血症的青少年拒绝治疗

George 是名 10 岁出头的希腊-塞浦路斯男孩,患有地中海贫血,这是地中海地区的居民比较常见的一种贫血。他每 4 周需要输血一次,此外每周有 5 天要注射铁螯合物以清除体内因过多输血而累积的铁离子。孩子不介意输血或者去医院,因为在医院里他结识了一个和他一样患有地中海贫血的少年。但是最近几周他开始不愿意注射铁螯合物,同时检查结果显示他体内的铁离子水平已经升高。父母对检查结果很担忧,带孩子来医院就诊。医生觉得这个孩子沉默寡言,医生和他进行了一次私人谈话,他有机会问了些问题,这些问题是他不愿意在焦虑的父母面前提的。

Norton 医生:"我想你已经知道了,由于最近不注射铁螯合物,你血内的铁离子已经升高了。"

George: "是的,我知道。"

医生需要确认 George 知道这样的结果意味着什么。

Norton 医生:"你已经看到了检验结果,对么?〔George 点点头〕我们再来看看检验结果,讨论一下如何治疗。"

George: "我知道如何治疗,可是我已经厌烦了。"

Norton 医生:"我知道你厌烦了,我还知道你的父母很担心你。"

George: "是的,他们带我来这里,是想让你劝我继续进行治疗。"

Norton 医生:"你知道你今天作出决定的后果,我们最好还是再谈谈治疗。很清楚,你体内的铁离子水平已经很高了,最好在年轻的时候将这些过多的铁清除掉"

George: "你的意思是?我还能活么?"

Norton 医生:"我的意思是在青春期你的身体会发生巨大的变化,如果将过多的铁清除掉,就有更多的机会正常发育。否则,体内积聚过多的铁,将阻滞发育,你看起来会比实际的发育年龄小。"

George：　　　"是的，我见过医院里有这样的人。的确很可怕！"

Norton 医生："如果不进行治疗，短期内你不会死。但是，如果铁在你体内累积过多，会损伤你的器官，从而产生许多并发症。而铁的累积是需要一定时间的，不是一天两天的事，越早清除，对你越有利。"

George：　　　"那就是说在过去的几周里，我没有用药也没有关系。"

Norton 医生："是的，你现在的情况并不严重，但是现在必须控制铁的浓度防止进一步累积。有效的治疗措施可以将铁的浓度再次降到正常的水平。George，我知道你厌烦了每周这么多天的注射治疗，并且向你的朋友解释是件很麻烦的事。但与预防其他并发症的发生相比，那真是微不足道的。"

George：　　　"那么如果我接受治疗，我还会和正常人一样？"

Norton 医生："如果你坚持治疗，你就有更多的机会恢复正常。你愿不愿意试试再接受治疗呢？"

George：　　　"我不确定，我的父母总是唠唠叨叨，好像我是个小孩子似的。不管怎样，当我和朋友在一起的时候，还要去接受注射治疗的确是件让人很为难的事。"

Norton 医生："如果你能对自己的身体负责，那你就可以对父母说，请不要把我当成小孩子来对待。不管怎样，身体是属于你的。至于你的朋友，我能理解你的感受，但是如果他们真是你的朋友，你就可以向他们解释你不得不去接受治疗的原因，你认为他们会理解么？"

George：　　　"我不知道，因为我从没有想过要告诉他们，不过可以考虑。"

Norton 医生："我们还有点时间，你有什么要问的么？"

　　上面的例子证实，当 George 有机会和医生单独在一起的时候，会表达出自己的担忧：担心健康、恐惧死亡；他情绪烦躁是因为父母过度担忧而不让他有自我决定权；当有朋友在的时候，他认为接受治疗是件很难堪的事。医生知道了他的担忧后，把他当做大人来对待，告诉他事实，给他机会发问。和青春期的孩子打交道，医生必须根据其实际情况来处理。

隔离和慢性疾病

有些医疗过程需要将孩子与家人、朋友和他熟悉的环境分离一段时间。比如，接受骨髓移植的小孩必须在医院里住很长一段时间，因为他要接受放射治疗和抗感染治疗。腿部骨折的孩子被要求限制活动。这些改变会严重影响正常的生活规律和社交活动。

在所有的医疗问题中，最难处理的就是心理问题。与精神脆弱的儿童打交道，特别是那些丧失了对正常生活渴望的孩子，医生觉得压力特别大。坚持对孩子一如既往的照顾对孩子的治疗是有帮助的。孩子通常很依赖他们喜欢的医生，如果他们喜欢的医生离开，就会很沮丧。在医疗人员有变动的时候，要提早告诉孩子，并介绍认识新的医护人员及其职责。

尽最大的努力帮助那些需要长期住院治疗的孩子去适应新的环境，比如吃饭和洗澡等。鼓励孩子从家里带些最喜欢的东西到医院来。有些医院还配有教师，定期看望孩子并给孩子布置作业；在孩子生病期间，让他们还能感受到自己的进步是很必要的。最重要的是让孩子们觉得不管外界有何变化，他们依然能够控制。方法如下：

- 提供各种活动，让孩子自己选择。
- 庆祝一些活动：如生日、学期末。
- 如果可能，提供一部电话，让孩子与朋友和家人保持正常的联络。
- 如果有可能，鼓励经常探视（即使时间很短）。
- 鼓励父母和孩子悬挂些照片或图画，他们会觉得这里是自己的家
- 鼓励孩子绘制一个表格，每天划去一天，直到出院。
- 尽可能不穿白大褂，而穿便装。
- 给孩子现实可行的希望。

告诉孩子坏消息

将坏消息告诉成年人都存在很多的困难，告诉儿童困难就更大了，即使问题很简单很直接。对于父母和孩子来说，坏消息会打破对美好未来的梦想和希望。当父母面对孩子短暂的生命、慢性疾病、功能不全、或者死亡时，会昏厥、难以置信、生气、内疚和自责。即使孩子能够调整自己适应疾病和损伤，父母的痛苦和其他人的反应有时使情况变得更糟。

对父母来说，痛苦来自于：

- 害怕失去孩子
- 在意其他人的反应

● 担心孩子的生活质量
● 担心孩子错过发育的关键阶段

医生和父母最终要定下来怎样告诉孩子这个坏消息，应该怎么恰当地说。即使觉得孩子太小不能告诉他，但有些事实不可能隐瞒到他长大。如果孩子发现疾病并不是料想的那样，并且也没有人告诉他疾病的真实情况就会很生气，同时有种被欺骗的感觉。因此要慎重决定告诉孩子哪些信息，在什么时候告诉，由谁来告诉（表8.3）。

表8.3　怎样将坏消息告诉孩子
1. 话语符合孩子的年龄、发育阶段和理解能力
2. 与孩子的父母讨论是否将坏消息告诉孩子，由谁来告诉，告诉什么。尊重父母的决定，不要越权
3. 努力了解孩子对疾病和死亡的认识程度，和他探讨以前家人或小宠物的疾病和死亡经历
4. 直接而坦诚。不要拐弯抹角，不要撒谎，不要虚假的承诺
5. 当着父母的面向孩子解释。重复并确认孩子已经听懂了
6. 确认孩子听明白了，避免误解和不必要的担忧
7. 玩耍、绘画和心理治疗能帮助孩子理解残缺和损伤。和这一领域的专家会诊
8. 考虑孩子父母和同胞的感受，他们有时候比孩子自己还悲痛
9. 接受孩子的坏脾气和发怒，这是患有严重疾病孩子的正常反应
10. 强调孩子能够做到的事情，并且给予真实的希望

不管是孩子还是孩子的父母，谈话都应该包括以下内容：

● 基本的信息
● 行为因素，或者信息的后果
● 对于亲缘关系的影响
● 对于问题的认识

可以用插图解释这样的谈话，图8.1显示了与6岁的孩子谈话时，沟通过程中的不同层次。

与患儿的父母和专家保持联络

父母（表8.4）

现代医生对患儿和家人要负更多的责任，并提供重要的建议和支持。在过去，这些是由患儿的父母和亲属决定的。医生的权威性可以减轻父母在照顾患儿时的责任感和无助感。但是同时，人们普遍关心的儿童性虐待问题有时令医生和患者家属的关系错综复杂：医生的诚信问题必须和孩子的家庭、社会以及法律系统区分开。

　　儿科医生选择这个专业常常是因为他们喜欢和儿童打交道，并且能轻而易举地判断出孩子的需要。但是其他专业领域的医生需要学习如何与孩子的家长建立和睦的关系，如何维持孩子的信心。带孩子去医院看病的过程中，父母发挥着重要的作用。为了营造和谐的家庭氛围，理想的情况是父母双亲和孩子一起去就诊。即使父母中一方因故不能来，医方也应该向父母双方均发出邀请。父母常因孩子的任何异常而自责，因此医生和父母谈话时应特别注意用词。医务人员应全力帮助父母，减轻孩子的焦虑。患儿的家长常常问些令医生无所适从的问题，特别是在极度痛苦的时候，例如，"你怎么能肯定诊断结果就是癌症？我们想要进一步的检查，否则我们就去其他的医院"。有时医生的安抚有失偏颇："我女儿当初也得了这样的病，她当时的表现和感觉和你的孩子是一样的"。

（1）信息和声明
医生："你需要住几天院，
　　以找出为什么你的腿这样
　　僵硬。"

（2）和信息相关的行为
医生："你以前住过院么。"
孩子："没有。"
医生："你想带点什么呢？"

（3）亲缘关系的作用
孩子："我不想离开妈妈。"
医生："好吧，你妈妈可以
　　和你在一起，你还想念谁？"
孩子："我不要哥哥，他总
　　是欺负我。但是，谁来喂我
　　的金鱼呢？"

（4）认识和恐惧
孩子："我会好起来么？"
医生："我希望你好起来，我们都
　　希望你好起来，但是首先我们要
　　找到哪里出了问题。"
孩子："我的祖母死在医院里。"
医生："有时候人们得了严重的疾
　　病就会死去。你担心你会死么？"
孩子：[看着妈妈]
妈妈："亲爱的，你会好起来的。"
[哭泣]
孩子：[看起来有些失落]
医生："多数人在住院前都会有许多
　　的担心。怎样能减少你的担忧呢？"
孩子："我想看看我睡在哪？"

图 8.1　和儿童患者交流的层次分级

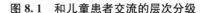

表8.4　指导和帮助父母照顾患儿
● 要请父母双亲一起听取医生讲述事实
● 让父母有参与感；知道作为父母应具备的知识
● 诚实而坦诚；鼓励他们说出观点和感受
● 和父母一起决定何时是告诉孩子去医院看病、住院和治疗的最佳时机
● 只需几个医护人员参与，不要让父母感觉被专家淹没

	续表

- 以父母能够接受的节奏告诉他们医疗的信息
- 疾病的名称（不管是否确诊）、治疗的计划、预后、对家庭和学校可能的后果
- 不要假想孩子的父母已经了解该疾病，他们可能只是听到些传闻
- 给父母提供书面信息，影音资料，以及家长支持团体的名字，这些都是很有帮助的
- 安排孩子定期和父母见面，哪怕时间很短
- 安排专人帮助孩子和父母适应疾病，特别是慢性疾病
- 与那些无意中听到医生和父母谈话的孩子一起探讨诚实的重要性
- 通常父母们想知道生命即将逝去的孩子还能够活多长时间，会在什么状况下逝去。这样才能便于安排好剩下的时间、表露情感
- 留出时间让他们提问、表达担忧和想法

在有些病例中，父母们忽视了孩子的需求。必要时约请其他专家确认孩子的家庭是否得到足够的援助，孩子的发育需要的营养是否充足，有没有监管。在另外一些病例中，安排孩子咨询精神治疗师、精神病科医生和专门研究与儿童沟通的心理学家，这对孩子大有好处。如果有机会，可以安排进行家庭治疗。但安排会见另一个专家的时候，通常需要解释一下原因，并且要给父母和孩子提问的时间，比如：

"我觉得Jinny的哮喘已经稳定了，但最好让她和儿童心理医生聊一聊。正如你所说，她看起来还是那么忧伤，并且最近几周她晚上呼吸还是不太好。"

在这个案例中，医生解释了安排心理治疗的原因，这些确实的原因来自于父母的描述和医生自己的观察。孩子也需要被关注，医生对那个孩子说：

"Jinny，我已经告诉你的父母了，有个阿姨会来看你，她是和小孩打交道的专家，她能帮助你。"

如果这个孩子愿意继续听下去，谈话可以继续：

"你们可以讨论你做过的噩梦，她能够帮你摆脱这些噩梦。明天你就可以见到她了，是不是很好？"

对于年纪稍大的孩子，可以提供更多的信息，例如：

"我向你推荐一位阿姨，H医生，心理学专家，也是与年轻人沟通及治疗哮喘的专家，她在这方面已经进行了大量的研究工作。"

鼓励青春期的孩子与相关专家交流，提升对疾病治疗以及获得良好预后的信心和责任感。

相关专业人员

关于如何与孩子及其家人进行最有效的沟通，儿童精神治疗师、儿童精神病科医生、儿童心理学家、家庭医生、社会工作者和义工都能够给出很好的建议。也可以向他们咨询身心失调问题以及疾病对孩子和家庭产生的心理影响。鼓励孩子通过语言或游戏的方式表达自己的感受：恐惧是毫无缘由的，但是无论如何要让孩子表达出来，这样才能给他提供保证和支持。

教师

应该将孩子的状况、疾病对孩子及其家庭的影响、孩子能否继续上学等情况告诉孩子的老师。当孩子因病不能上课，或者因为疾病而被其他孩子欺负的时候，老师是最好的保护人。倘若孩子和父母都同意的话，学校里其他能够提供援助的员工（如饮食主管、孩子的体育老师）对维持学校正常秩序，配合孩子的治疗发挥着重要的作用。

保密问题

儿童和青少年经常担心医生是否泄露了他们对医生所说的事情。要向孩子保证不会背叛他们的信任，否则的话，就毁坏了医生和患者的良好关系。儿童患者觉得他们失去了对自己身体和环境的控制，如果医生也不可信赖的话，无助的感觉会愈来愈强烈。如果你感觉将秘密告诉父母是为孩子着想，应向孩子解释清楚这样做的原因和可能产生的后果。

要　点

■ 医生是支持儿童的，而不是支持父母和医院的。
■ 把儿童作为独立的个体看待，他们可以对诊断和治疗提供重要的信息。
■ 让儿童参与到治疗中，向他们解释医疗过程的每一步骤。
■ 根据儿童的年龄，和他们建立良好的关系。
■ 和儿童的家人共同努力，他们提供的患儿病史和发育信息很重要。
■ 与医学和非医学专家一道努力。

拓展阅读

Brazelton TB 1976 Doctor and child. Delacorte Press, New York

Brazelton TB 1995 Behavioural assessment scale, 3rd edn. Mackeith Press, London

Brazelton TB 2006 Touchpoints: your child's emotional and behavioural development. Viking, New York

Brazelton TB, Sparrow JD 2002 Three to six. Da Capo Press, Cambridge, MA

Dowling E, Osborne E 1994 The family and the school: a joint systems approach to problems with children. Routledge, London

Garralda ME (ed.) 1993 Managing children with psychiatric problems. BMJ Publishing Group, London

参考文献

Winnicott DW 1992 Through paediatrics to psychoanalysis. Karnac, London

（曹　博）

第 9 章

与患者家属的沟通

我们在医学院里受的教育让我们把人体看成是一个有机的整体：一个系统的变化必然会引起另一个系统的变化。例如，考试要迟到了，为了到达考场，你会加快速度，如果奔跑，就会出现心律增加、呼吸频率增快、出汗等一系列反应。同样，如果一个人生病了，就会对他生活的圈子产生一定的影响，特别是对家庭。在传统的诊断和治疗过程中，仅考虑患者本身的问题，并进行有针对性的治疗。然而，应当认识到患者的家庭对患者疾病的发展和治疗也能够起到重要作用。

众所周知，有效的医疗护理在一定程度上决定于能否与患者进行有效的沟通。多数情况下，不得不与患者的家人（有时会是亲戚或者朋友）进行沟通。即使与他们没有直接的关系，仍然要考虑他们的看法和意见，因为这些看法和意见会左右患者的想法。和患者家属沟通时出现的各种问题，也应予以考虑，包括：评价社会援助和家庭信仰问题，这对疾病和疾病的治疗有影响（比如，不配合治疗）；以及涉及隐私的问题和信息保密问题（图 9.1）。

有些医生觉得和患者家属沟通存在一定的障碍，并且会占用许多时间和精力。他们并没有意识到患者家属参与疾病诊治过程的重要性。医生认为和一群人说话比和一个人说话需要更多的技巧。毫无疑问，当患者的家庭成员之间存在秘密，或者医生保有私密而患者家属又要求知道时，麻烦就产生了。因此，护士们有时会发现他们还得照顾患者家属，这就不足为奇了。

停下来想一想

如果你或家人生病了，你可能对接下来的事情和预后有许多疑问，如果得不到相应的解答或信息，就会焦虑和不安。作为一名医生，该如何应对患者家属的疑问：

- 如何确认与你说话的人是患者的家属？

- 如何确认患者家属已经知道了哪些信息？

- 如果患者家属给你打电话，是否有信息提示你不应该挂断电话？

- 是否有些事情只能告诉患者家属而不能告诉患者本人？（反之亦然）

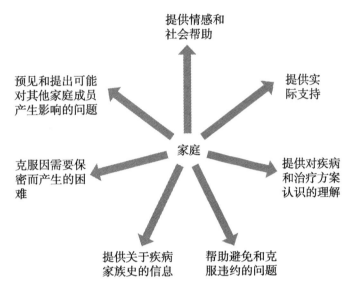

图 9.1　患者家属在疾病诊断、治疗和护理中的作用

　　生病时我们希望得到他人的帮助，依赖更多的是最亲近的家人和朋友。但是社会的帮助不仅仅关注行动上的问题，例如带患者就诊，患者住院的时候帮助照看家里的宠物，社会的帮助还在患者丧失希望和自信的时候给予精神上的帮助。研究表明社会的帮助可以减轻患者心理上的痛苦。也有研究显示当失去伴侣、亲密的朋友和亲属的时候，悲痛的心情会引起生理上的一些变化，特别是免疫系统。因此，社会的帮助对心理和生理的健康都有一定的作用。基于这个原因，应当帮助患者在患病期间能够维持重要的人际关系，鼓励他们从别人那里得到各种帮助。通过与患者家属聊天、询问患者最亲近的家人、在适当的时候给出忠告等方式帮助患者获得社会的帮助。

观察患者的人员往来情况

　　通常情况下，即使不直接询问患者，也能对患者的帮助系统作出初步的评定。可以通过如下的观察：

- 患者是独自一人来看病的么？
- 是否有家属陪同患者来就诊，或者患者的全部家人都在等候区。通过这些可以判断出患者及其家人对疾病的态度。
- 是否有人来探望住院的患者？
- 患者是否收到过问候卡、鲜花、水果等？
- 是否有人给患者送来了私人物品（如牙刷、牙膏等）？
- 患者与病房的其他人相处得很好、还是独来独往？

当然，这些信息不能完全揭示患者是否愿意寻求其他人的帮助，或者如果没有其他人的帮助，他们也能很好地应付。只有通过与患者沟通，探讨社会帮助的问题，才能够做出正确的判断。

确定患者的家属

(p. 175) 练习8

尽管采集患者的历史背景需要家属提供一些客观资料，但是，通过询问患者家属和朋友，确定谁最能为患者提供行动和情感上的帮助也非常重要（见练习8）。不要武断地认为某人就是患者的"亲人"（有时患者会把某个和他没有血缘关系的人、同性伴侣或特别亲密的朋友称为自己的亲人）。下面的提问会有所帮助：

"你认为谁是你最亲的家人？"

"你最近和谁关系比较密切？"

"有谁知道你今天来这里？"

"你谈到了你的伴侣，其他的家庭成员呢？比如兄弟、姐妹、父母。"

一旦确定了家庭成员，通过从他们那里获得的信息可以绘制出家系图（family tree），有时称为基因家谱图（genogram）或家谱（pedigree）。经过整理，家族系谱可以清楚地显示患者家庭的成员关系。图9.2显示了一名冠心病患者的家庭系谱：注意这种疾病在家族中的分布。家谱应当包括性别、年龄和关系，有时也包括病史。如何绘制家谱，参见 McGoldrick 和 Gerson 所著的书[1]。

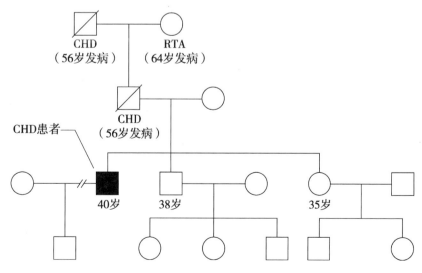

图9.2　家系图

CHD，冠心病（coronary heart disease,）；RTA，交通事故（road traffic accident,）

获得患者家庭的详细信息后，可以通过患者对家庭关系的评论推断出是否存在对患者有影响的问题，或者影响患者治疗的问题。以下的提问对获取上述信息有所帮助：

"你认为谁应该知道你来这里了？"

"你害怕将生病的消息告诉谁？"

"你经常去看望父母么（你经常和父母联系么）？"

"购物的时候，你会找谁帮忙？"

"你提到了你的姐姐，为什么不让你的兄弟帮忙呢？"

"你和你的女婿相处得好么？"

"谁最担心你？他担忧你的时候会怎样做？"

最后，讨论一下关于家庭的敏感话题，从而确定谁是患者最亲近的人。

"其他家庭成员对这种疾病有什么看法？"

"自从你知道了诊断的结果，其他家庭成员有什么反应？"

"谁对你的帮助最大？谁对你的帮助最小？"

"你觉得最有效的帮助是什么？谁能够给你提供最有效的帮助？"

"你认为其他家庭成员会怎样看待你的治疗？"

"如果你有什么意外，你最希望我们通知谁？"

家庭对治疗的影响

患者生活的社会并非真空，以往的患病经历、亲戚朋友的患病经历、大众对某些疾病的肤浅认识，通常导致他们对患病过程和预后忧心忡忡。例如某人因何感染疾病会改变我们对他的看法甚至是偏见。有些人甚至包括医生都可能偏颇地认为吸烟的人一定会有呼吸系统和循环系统的问题。类似的例子还有，当知道一对夫妇感染人类免疫缺陷病毒（HIV）后，公众对他们不能生育的态度就会有所改变。感染HIV病毒的同性恋男人患病后，亲属认为这是对其性行为的公正惩罚。相反，感染有HIV病毒的血友病患者却能得到亲戚的同情，因为亲友知道他是通过输血感染了病毒，而不是自身的行为。

对疾病的看法受疾病本身特点的影响，不论是慢性、急性、易复发、退变性、感染性疾病还是其他。疾病的特性还决定了患者接受何种程度的治疗以及需要的时间长度，不论疾病的发作属于突发的（不可预知）还是逐渐发生的（可预知）。

社会工作者写了许多关于"患者角色"的书，主要介绍患者与专家、患者与亲属的关系。当人生病的时候会更加依赖他人，同时疾病会间接地影响患者和亲属的关系：亲属会有"不得不"去探望的感觉；

医生害怕打消患者的士气而不愿告诉他们坏消息；当患者精神抑郁的时候，比如夫妻之间不和，会给精神病科医生打电话。从墓地回来后，已故亲人的音容笑貌如在眼前。家庭成员感染疾病，即使健康的亲友也很难过。例如，一个男孩患镰状细胞贫血住院，他的弟弟开始旷课、行窃、尿床。反映出家庭成员的悲伤，或者因为哥哥获得了更多的关注，弟弟想以此引起大家对他的注意。

家庭成员间的沟通是相互的。无论家庭中的亲戚关系显得多么紧密，这种关系都呈现出动态变化和令人费解的特点。特别是发生疾病的时候，最能考验人们对新要求和新环境的适应能力。这就是为什么通常在有人生病的时候，家庭的亲戚关系往往变得比较紧张、不确定。医生或亲属的反应要么是退缩，要么是勇于承担。

有时，家庭成员说出对疾病的经验和看法是非常重要的。可以和患者、家属或患者及其家属一起讨论以下的问题：

"你们家中有人得过类似的疾病么？"

"以前，你家人怎么对待疾病和死亡？"

"谁觉得疾病最难应付？"

"既然疾病已经发生了，你们家庭成员的关系有何变化么？"

"已经知道如何处理疾病了，你觉得惊讶么？"

"家庭成员对疾病还有什么看法？"

"对健康和治疗，哪位家庭成员的决断最有影响力？"

服从治疗和家庭成员信念的作用

说出对疾病和治疗的认识非常重要，不仅因为这有助于家庭成员适应环境和关系的改变，而且直接影响患者是否服从治疗。因为医生了解疾病，知道如何治疗疾病，自然患者就该接受医生的诊断和治疗计划。然而，如果患者直接地或间接地拒绝治疗，同时还与医疗工作者保持医患关系，那么僵局就出现了。有个典型的例子，一位女性糖尿病患者不愿意改变饮食习惯，但是还按时来就诊。许多患者不服用医生给开的药，还有一部分患者不按照医生的要求服药。例如一位抑郁症患者服药不规律，只在感到抑郁的时候服药，其他时间却说是"忘记了"，导致一个多星期的治疗没有效果。

会出现"再多也没用"（more-of-the-same）的僵局，不管医生给出什么建议，患者都说没有作用（图 9.3）。医患关系变得越来越令人失望，或专断的医生试图劝说同样执拗的患者服从治疗措施，但毫无作用。结果就像没有结局的游戏，对医生来说又烦又恼，医患关系乏味而死板。有时医生被部分患者误解，或者医生没有完全理解患者和家属的意思。因此有人说，治疗只会把结果弄得更糟（"我知道某人就是吃了这种药死的"),或者患者不信任医生的建议("我妈妈说多吃些大蒜就会好的"),或者患者认为治疗是不必要和没有效果的("这只是小擦伤,很快就会好"、"我 68 岁了,身体一直很好")。

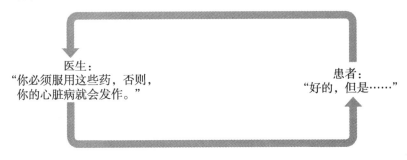

医生:
"你必须服用这些药,否则,
你的心脏病就会发作。"

患者:
"好的,但是……"

图 9.3 不服从治疗的患者和专断的医生之间产生的僵局

为了避免僵局的发生,应该确认患者是否理解了治疗的目的和治疗的作用。让患者有机会提出问题和说出焦虑,这样有助于明确患者是否愿意采纳这种治疗。最后,问问患者的家属有什么担忧。在给出治疗建议的时候,应当考虑到他们的想法。

和患者的配偶沟通

奇怪的是很少有人研究患者的配偶如何接受疾病和适应该疾病。然而,我们知道适应这种疾病的过程受许多因素影响:

- 疾病的特性(如急性、慢性、退化性等)
- 疾病的特殊性,怎样影响夫妻关系(如神经病、性病等)
- 发病状态(逐步的还是突然的),配偶应付的限度
- 现在夫妻关系的质量
- 个人和家庭应付疾病的经历
- 夫妻关系中每个人的角色(比如哪位是家庭收入的主要来源)
- 疾病是否具有传染性,夫妻双方是否都会感染
- 现在夫妻和家族的关系,以及与更远一些家族的关系
- 从亲戚或其他关心患者的人那里能获得什么支持
- 夫妻关系的发展阶段(例如,刚刚结婚还是结婚多年)
- 每个人的心理承受能力

疾病有时损害夫妻关系,有时使夫妻关系更亲密,有时具有双重的作用,尽管在加深关系前有一段不确定和不稳定的时期,出现这些都是正常的。产生这些波动状态的原因主要是心理的一些感受,如害怕、愤怒、担心失去、害怕被抛弃和害怕孤独。有的配偶幻想要是他们不曾相识该有多好,怨恨之感油然而生。当伴侣生病的时候,出现这种紧张的情绪也不足为奇。

遇到夫妻关系的复杂局面，医学生和医生很容易夹在中间左右为难，并且不知不觉地支持某一方。尽管这样做可以明确你认同的行为方式，但显然不能这样做。在对待患者及其配偶时，不应该使用责备的语气，尽量使用假设性的语言支持你的想法或观察结果。例如：

"Baldock 太太，我认为你丈夫之所以生护士的气，是因为他不知该怎样更好地照顾你，也许他想更多地亲自照顾你。他还需要些时间来适应你患病的事实和承担照顾患者的角色。这的确需要些时间来理解，毕竟你是第一次住院。"

或者

"有时，夫妻双方觉得适应疾病治疗产生的一系列变化是非常具有挑战性的。许多夫妇发觉适应因服药而导致的性功能障碍是件很难的事情。夫妻双方必须共同适应这件事情，但是以往也有些患者因为不能适应而痛苦，并带来更多的问题。我治疗过的一些患者曾对我说过，那位有经验的辅导员对他们的帮助很大。你是否想见见她，咨询一下如何解决这些问题。"

回应家属的担忧和恐惧

家庭成员的角色不同，因而对于亲人患病的反应也不同。有些亲属擅于提供较多的行动支持，而另一些亲属则反感疾病，只是偶尔来看看，或打个电话了解一下病情。相反，有些亲属安排 24 小时值班表，轮流陪护患者。大多数儿童医院和儿童病区配有父母夜间陪护设施。当亲属担忧患者的时候，他们自然而然地找医生询问关于诊断、可能的预后及其他类似问题。有时候，询问能引起许多麻烦：

- 当患者亲属向医疗组的每位成员询问患者的情况时，被认为医疗团队中最"薄弱环节"的医学生和低年资医生会觉得很棘手，特别是在上级医生没有给出明确的诊断、治疗和预后时。还有一种情况对于医学生来说特别困难，那就是他们知道患者的情况，却没有权利告知家属。
- 患者的亲属还会找不同的医生以便得到"真正的事实"，或者在似乎已经没有希望的情况下寻求最后的稻草。这种情况真是很尴尬，是给他们虚假的承诺（可能会给他们短暂的希望），还是继续重复以前说过的事实（他们有可能继续寻找他们希望的答案）。
- 某个亲属可能尽量将他所知道的信息保密（包括对患者），并宣称知道这些信息的人会受到伤害。有时保护某人就意味着照顾他，也可能因为对他保密，而使亲属关系复杂化。并且，在限定机密的范围和对谁该保密时都会产生各种问题。

在交流以及治疗的过程中，患者家属对疾病的反应方式也会产生许多问题。家属可能会：

- 不承认（否认）疾病的事实，并不采取正确的措施。例如，一名十几岁的女孩因节食导致体重巨减，而她的父母拒绝接受女儿患上了厌食症这个事实。他们无法面对这个事实，还拒绝接受医生的帮助。
- 认为所有的问题都能解决，即使在不可能的情况下也要采取措施。例如，一名因车祸而脑死亡的孩子，仅能通过呼吸机维持生命，他的父母坚持使用呼吸机，而不听从医生的建议。
- 用错误的方法胡乱地解决问题。例如一名男性因工作压力过大，逐渐发展成应激性结肠综合征。他的妻子建议他喝酒来缓解精神的紧张，这样做反而加重了他的症状，结果弄巧成拙，他又患上了肝疾病。

应付上述情形需要一些技巧。医生必须注意不要诋毁患者亲属的信心和能力。同时必须提出建议和新的想法，这些建议和想法对于患者及其亲属来说可能是很奇怪的（不考虑他们的背景和民族）。作为医生的任务是给出解释，但是不要期望他们能立即接受。不要抱怨患者及其家属的误解，或者由此而产生的僵局，应该首先考虑产生问题的原因是否在医生本身。

与患者家属沟通的原则

如下的指导意见可以有效地照顾好患者的家属，减少产生沟通矛盾的机会：

1. 对家属的支持表示感谢。

2. 与家属聊天，留出提问和质疑的时间。

3. 如果有可能，提供一间屋子供单独停留。

4. 指派一名工作人员（护士或者医生），家属可以随时与其联系，指导家属如何在患者情况恶化时与医生取得联系。

5. 在告诉亲属相关信息之前，首先告诉患者本人，并征得患者的同意。

6. 询问患者这些信息可以告诉哪位家庭成员。

7. 写一篇总结，记录与家属讨论的重要内容，以便其他同事掌握曾与患者家属说过什么。

8. 当涉及机密的问题时，与同事探讨该如何应对此事。请记住，通常由患者决定这些信息可以告诉谁。如果不便和患者家属讨论此事，请患者的家属去问患者本人。

9. 如果患者的状态不好，请家属不要经常来探望，并缩短探望的时间。

    10. 不要在家属面前对患者进行体格检查（除非患者是小孩）。

    11. 不要在家属面前进行医疗操作（如抽血），请他们离开房间。

    12. 不要在查房时探讨家庭问题。

处理因机密而引发的问题

    希波克拉底誓言中强调，医生的职责是在治疗过程中为患者保守秘密。然而这种特权也不是没有限制的，特别是对其他人有危害的时候，比如严重的传染病。家庭内部会因一些秘密的事而产生矛盾，比如患者的家属不想将诊断结果告诉患者（反之亦然）。秘密和机密信息是截然不同的，秘密意味着不让其他人知道，而机密信息是患者和医生共享的秘密。问题的出现常常是因为有些人认为自己有权知道那些被禁止的事情。秘密分为3种：

    1. 个人秘密：个人不想让其他人知道的事情。比如，一个男人很担忧自己的胸部感染和最近的体重下降，但是他拒绝看全科医生（GP），因为害怕被要求住院进行检查。

    2. 两个人之间的秘密：只有两个人知道，不允许其他人知道的事情。比如，一个GP在给一名患者治疗性传播疾病，即使患者的妻子也是这名GP的患者，这件事也不能告诉患者的妻子。

    3. 共同的秘密：小范围内亲属知道的事情，但是其他的人不能知道。比如，一个儿童患者的家人决定不让其他亲属知道孩子患有先天性疾病。

    因为秘密的存在，导致产生、增强或破坏人与人之间的分歧和团结。秘密还使亲属关系变得紧张。通常情况下保守秘密有正反两方面的作用。秘密让人们联想到排斥和不诚实等话题。同时，几乎所有的秘密都是为了保护某人不受某事的伤害。医生也无法置身于秘密产生的作用之外，时刻承受着相当大的压力，感觉被患者束缚了手脚。这时，医生应当发挥自己的职责，开导患者，或者让别人理解秘密。偶尔，医生也制造秘密。当患者知道了检查结果和诊断结果后，一些医生因为害怕发生剧烈情感反应，建议患者不要将结果告诉其他人，不知不觉中就产生了秘密。有时，为了降低秘密所产生的副作用和巨大压力，医生应该渐进地分步骤地工作（表9.1）。9.1表中列出了一些关键的步骤：

表9.1 处理和秘密有关的问题

- 确认是否有秘密存在。弄清楚与该秘密的关系（如是否被要求分享机密的信息）

续表

- 是否是法律和道德所要求的（如希波克拉底誓言、公共卫生法律、警告他人对生命威胁的责任）
- 明确是保守秘密还是与同组的医疗人员或者患者探讨该秘密。有时候一般性的讨论就能够解决问题
- 权衡保守秘密的利与弊。与患者探讨可能的结果
- 担心泄露秘密是害怕秘密暴露后产生的结果。可以问一些假设性的问题，让人们想象一下可能的后果，例如，"如果你的儿子知道了你需要做手术，他会有什么样的反应？"
- 如果不想告诉亲属机密的信息，可以和他们探讨一些假想的问题。例如，"显然，我不能告诉你，你可以去问柯尔尼先生。但是如果他得了癌症，你会怎么样？他如果不愿意和别人探讨他的疾病，你想他会对你说些什么？"

| 案例 9.1 患者不愿意将住院的消息告诉丈夫 | Potts 太太，69 岁，因为头晕和胸痛去诊所看医生。她没有将她的症状和看医生的事情告诉她 70 岁的丈夫。诊所医生担心她的血压，让她到医院去检查。 |

Potts 太太：　噢，我不能去，我不能告诉我丈夫。如果那样，谁照顾他？

Church 医生：我能理解。如果他知道你今天来看病，你认为他会说什么？

Potts 太太：　他会很伤心。你知道，任何人生病，Gerald 都不高兴，他憎恨医院。也许我可以对他说我要去住在北方的姐姐那里几天。

Church 医生："你最担心他什么？"

Potts 太太：　［哭泣］ 如果我有什么意外可怎么办。我一直认为应该由我来照顾他，而不是别人。他照顾不了自己。

Church 医生：是呀，你们在一起很久了，将近 45 年了吧？在逐渐变老的过程中，尤其结婚这么久，很难想象如果有变故发生会怎样。但是，我们不能回避现实。毕竟，这只是一些检查而已。如果你站在 Gerald 的立场上，你想知道实情么？

Potts 太太：　我想是的。

Church 医生：那么你会怎么告诉他？

Potts 太太：　我不敢面对。你知道，我控制不了感情。他会非

常伤心，并且非常担忧我。你能去告诉他么？

Church 医生：是的，可以，如果你愿意。结束了今天的手术我就去。但是，事先考虑一下你想对他说些什么也许会有帮助。如果能和你担心的人开诚布公地谈谈可能会更好些。你也应当考虑一下该如何对你的姐姐和你的女儿说。

(p. 175) 练习9

Potts 太太：医生，请让我一步一步来。

在临床工作中，与秘密相关的问题常常具有循环性，这些问题产生于医生和患者，患者和其家属，或者医护专业技术人员之间。通常，机密的界限是可测知的。如果对患者说清楚秘密可能产生的尴尬状况，就可以减少因关系紧张而带来的压力。询问一些可能发生的情况，并且设想可能发生的问题，这是一种非对抗性的策略，这些问题帮助患者认真考虑他们真正担心的是什么。学习如何处理秘密能够让医患之间以及患者和亲属之间的沟通更加开诚布公。此外还可以获得他人在实际行动和情感上的关心与支持，确保治疗的正常进行。

要 点

■ 疾病不仅影响患者本人，还影响亲朋好友。

■ 家庭成员可提供行动和情感的支持，因此关注他们的想法、在治疗中的角色是至关重要的。

■ 不要想当然地认为某人是患者的"家人"。

■ 绘制家谱，对家庭关系提供图解，显示疾病在各代人之间的关联。

■ 患者的家人能够影响治疗的顺利进行。

■ 秘密能导致个人和医生在治疗与沟通中的僵局。

■ 使用假定的问题和设想可能发生的问题能够帮助克服僵局。

拓展阅读

Bor R, Gill S, Miller R et al 2008 Counselling in health care settings. Palgrave McMillan, Basingstoke

Launer J 2002 Narrative based primary care. Radcliffe Publishing, Oxford

参考文献

McGoldrick M, Gerson R 1985 Genograms in family assessment. WW Norton, New York

（曹 博）

第 10 章

医疗差错、投诉和法律诉讼

"To err is human; to forgive, divine." (犯错是人，宽恕是神)

我们都会犯错误。以上引用的英国诗人 Alexander Pope 的名言也说明对待过失和过失所致后果的困难。有些过失微不足道，不会产生什么后果，而且不易察觉。有些过失可导致严重的后果，危害接受治疗的患者的生命。这些过失导致患者投诉，甚至和相关医生对簿公堂。

该如何对待自己和别人的过失呢？该如何对待患者对治疗的抱怨呢？在这种特殊的情况下，沟通方式至关重要，将极大地影响治疗结果。

日常生活中的过失

承认过失很难。承认过失并反思过失的原因给我们提供了一个很好的学习机会。在探讨医疗过失之前，要先思考一下该如何处理日常生活中的过失。

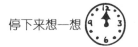
停下来想一想　首先，想一想最近生活中你所犯的一个过失，例如，开车时出现的失误，说过或做过对别人造成伤害的过失。这些过失所产生的结果一样吗？你有什么感受？你做了些什么？你对其他人说了些什么？

根据过失的性质不同，你可能会：

- 不在意，对它毫无反应。
- 感觉有种强烈的犯罪感。
- 正确地或者错误地责怪某人或某事。
- 承认过失，并且道歉。
- 试图解释为什么会有过失：是因为做错了还是因为系统中的问题？
- 反省分析，并且避免以后犯同样的错。

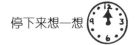
停下来想一想　现在设想一个别人的过失对你造成影响的情形？你期望他们怎么做？再看一遍上面所列的做法，你会怎样对待他们的过失？

毫无疑问，通常情况下承认自己的过失很困难。对自己和对他人承认错误都需要勇气。这里举一个医疗案例，请思考。

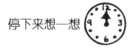

你和你的指导医生一同在病房查房，你的指导医生在学生和同事中一向德高望重。她要你汇报患者的情况，这位患者是前天晚上因心肌梗死入院。你已经对患者做了问诊和体检，但在查房时你想起忘测患者的血压了，而血压是体检的重点。指导医生问你："患者入院时血压是多少？。"你该如何回答？

你可以诚实地承认忘记了测血压，也可以编造血压结果。编造肯定不行，也会对患者造成伤害，所以诚实是最好的选择。

医疗服务中的过失

英国[1]、美国和澳大利亚有研究显示相当多的患者在住院期间曾经历过"不良事件（adverse event）"。不良事件被定义为"因治疗而非疾病本身导致的非故意性伤害"。英国的一项初步研究回顾性调查了一千多名住院患者的病历，研究者发现有 10.8% 的患者曾经历过不良事件，这些不良事件是在治疗过程中产生的，造成 1/3 的患者功能不健全或死亡。

为什么医生经常犯错误？有一项问卷调查研究年轻医生犯错误的频率[2]，研究者将医生的过失分成三类：小过失，中等过失和重大过失。

- 小过失：没有导致患者疼痛和不舒服，但是应该采取正确的措施。
- 中等过失：导致患者疼痛，不舒服，短暂或者永久性的功能失常，但是对生命没有威胁。
- 重大过失：导致患者死亡或者生命受到威胁。

在所有受调查的医生中，77% 的医生承认最近 1 个月曾有过小过失，24% 的医生承认最近的 2 个月曾有过中等过失，16% 的医生承认过去的 1 年里曾有过重大的过失。

产生医疗过失的原因

的确，医疗过失相当普遍，但是仅由个人失误造成的过失却很少。思考下面的案例，想一想产生过失的原因。

案例 1
致命的错误

Robin Smith，17 岁时患上白血病，最近因白血病复发，侵犯大脑而住院治疗。Jones 是一位年轻的医生，上级医生要求他给患者行腰椎穿刺术，同时向鞘内注射氨甲蝶呤。他感觉很累而且紧张，但是当他穿刺成功后就有些放松了，他从小推车上取了一支氨甲蝶呤，轻松地注射了药物。10 分钟后，Robin Smith 出现痉挛后死去。Jones 医生这时才仔细看了玻璃瓶，上面写着"仅用于静脉注射"。

导致这起灾难性错误的可能因素很多。主要的原因是 Jones 医生在给 Robin Smith 进行鞘内注射前没有检查药瓶上的说明。为什么会发生这种情况呢？

- 之所以这么做是因为他很累，压力大，精神不集中。
- 没有经验，甚至没有看过别人是如何操作的。
- 他可能忘记了，或者从没有人告诉过他注射药物前必须检查药物。
- 装静脉注射和鞘内注射的氨甲蝶呤的药瓶可能很相像，护士取了静脉注射用药给他，没有核实。
- 在他进行操作的时候，帮忙的护士被叫走。

如果仔细考虑以上可能的因素，就会发现这些因素分为对立的两类。第一类认为责任在 Jones 医生，第二类认为责任在制度而不是 Jones 医生。相似的玻璃瓶，护士的失误，Jones 医生工作时间过长，这些都可能导致过失的发生。

这与控制和防范医疗过失的发生有什么关系？首先，责备某个人通常是于事无补。过失的发生往往是多因素的，包括医疗体系的构成和实施等方面。医院是个复杂的机构，在医院里，患者和工作人员都存在安全风险。控制这些风险的重点是，首先要细心检查每步操作，及时发现潜在的风险并及时处理。其次，从失误中吸取经验教训，避免再犯。只有这样才能避免过失，保障患者的安全。例如在英国，给患者进行鞘内化疗前，一定要由一名护士、一名药剂师和一名医生严格核查药物[3]。

发生了过失怎么办？

显而易见，要视当时的情形和过失的后果而定。表 10.1 给出一些指导意见。

表 10.1　犯了错误该怎么办

这要视当时的情形和过失的性质和后果而定，这里给出一些具有普遍性的指导意见。

应该：

- 诚实：承认错误，如实告诉上级医生
- 在心理上做好与患者讨论的准备
- 倾听患者和家属的忧虑，并证实你的确在听
- 道歉：不一定要有负罪感
- 记录病历：记下所发生的事实

续表
● 和其他同事一起分析为什么会发生这样的事
● 如果感到对所发生的事有负担，就去寻求帮助
不应该：
● 为自己辩护
● 全盘接受责备或者将责备推卸给别人
● 批评其他人
● 独自承担后果，特别是当错误的后果很严重时。不应该让医学生和低年资医生处理案例 1 描述的那类事件

即使过失对患者的疾病没有什么影响，也应该将实情告诉患者。最近的一项研究发现大多数患者希望得到实情，然而，这的确是件困难的事。想想看，在下面的案例中你会怎么做。

案例 2
向患者承认错误

专科住院医生让你给 Thomas 先生抽血，他患有严重的风湿性关节炎。你费了很大劲从前臂的静脉抽了血，他抱怨有些痛。你将血放入一个小瓶内，正准备将血送到实验室，突然意识到你用错了小瓶。血液检查是非常重要的，你又回到 Thomas 先生那里，重新采血，你该对他说些什么？

学生：　　　"Thomas 先生，非常抱歉，我用错了采血的小瓶。今天务必把您的血样送去实验室检验。上次给您采血的时候一定弄痛您了吧。您能允许我再给您采一次血么？"

Thomas 先生："是的，确实有点不舒服，但要是必须这么做，就再来一次吧。"

这个案例再次证明：如果采血系统设计得更合理的话，错误是可以避免的。装血的瓶子在外形上可能非常相似，这就增加了学生出错和拿错瓶子的机会。如果瓶子有不同的颜色就可以避免错误发生。

记录过失

在病历上准确记录所发生的一切是非常必要的。记录应该做到：

● 准确而清晰
● 避免含糊的缩写
● 字迹清楚
● 签上时间和姓名

医疗过失的后果

在案例 1 和 2 中，过失的后果截然不同。在案例 1 中，Robin

Smith，一个好端端的年轻人死了。在案例 2 中，Thomas 先生，上了年纪，患有慢性疾病，遭受了一点痛苦，但不是长时间的痛苦。

由此可见，对患者来说，过失所带来的后果的严重程度有所不同。患者和家属对此的反应也是不同的：或接受解释并不再追究，或起诉医生和医院。

投诉

患者投诉的数量在增长。这种增长反映了患者期望医疗专家提高治疗水平，以及患者医疗服务维权意识的增强。如果觉得没有得到适当的服务，患者就有权利投诉，例如诊断错误、治疗失误、沟通障碍以及医务人员的不敬业。

表 10.2 中列出沟通障碍导致患者投诉的例子。患者的投诉可能完全合理。例如他们在候诊室里等了很长时间，没有任何解释和道歉。切记，有时患者的投诉反映出对不确定的事情感到担忧和愤怒，处理这种情形参见第 11 章。

患者和家属投诉的目的：一是为了寻找失误的原因，二是为了防止同样的事情发生在其他人身上。

表 10.2   可能导致患者投诉的交流问题
● 患者认为没有获得足够的关于治疗的信息，因此，没有满足他们的知情同意权
● 患者认为他们受到了怠慢
● 患者觉得他们被忽视了

处理投诉

最重要的是处理患者投诉的方式；在表 10.3 中给出了一些指导。

应该将解决患者的投诉作为一次提高医院为患者服务质量的好机会。而且，尽快并怀有同情心地处理患者的投诉，患者就不会觉得特别委屈，从而减少患者对医院或医生的诉讼。

表 10.3   处理投诉的原则
应该：
● 怀有同情心，即使认为投诉是不公正的
● 在恰当的时候道歉
● 向有关人员提供完整的口头解释
● 向同行中的前辈讨教建议
● 详细记录

续表

● 保守机密

不应该：

● 逃避投诉者

● 生气或者辩护

● 试图掩盖。应诚实地对待发生的事情

● 篡改记录

● 批评同事

防止投诉的发生

大多数投诉是因沟通问题产生，而不是过失。处理投诉时最好怀有同情心，谨慎小心。良好的沟通技巧可以降低医生被投诉的可能[3]。最近在加拿大的一项研究显示，医生刚毕业时的沟通技巧考试分数与被患者投诉的频率成反比[4]。

诉 讼

不幸的是，患者用法律手段对付医生变得越来越普遍。患者本身很痛苦，同时参与诊疗的所有人员也承受很大的压力。英国一项研究显示，患者和其家属采取法律手段的目的是想知道：

● 伤害是怎么发生的，为什么会发生。

● 防止相似伤害发生在其他患者的身上。

● 希望医护人员被惩罚。

● 获得赔偿。

患者和患者家属决定起诉的原因常常是因为医护人员处理事故的方式不当。对患者和家属的研究发现，正如前面所描述的，他们没有获得关于事件的充分解释、没有获得道歉、还被当做精神患者对待。

再强调一遍，医生与患者的交流方式非常重要。美国一项研究发现，有 1% 的患者曾因医疗失误而遭受严重的伤害，但是他们中只有 2% 因医疗失误而起诉医生[6]。研究者比较了被起诉医生和未被起诉医生的沟通方式。发现"未被起诉"的医生：

● 在咨询过程中比较幽默。

● 使用更多方式灵活的说法，"你认为问题是什么?"，"继续……"。

● 告诉患者要做什么，比如"我只是想问问关于你的工作的几个问题"，"现在，我要检查后背"。

通过研究显示，好的沟通技巧可以提高患者的治疗效果，降低医生被起诉的概率。

要　点

■ 临床实践中的过失是不可避免的。

■ 过失的产生常常是由于"人为因素"和"系统因素"共同的作用。

■ 通常情况下，因过失责怪某人是不正确的—重点是营造一种"无责怪的氛围"。在这种氛围下，才能承认过失，从中汲取教训。

■ 通过分析所犯的过失，能够学到很多，在未来的工作中避免类似错误的发生。

■ 发生失误的时候，和患者、患者家属以及同事及时有效地沟通有助于解决问题。

■ 和患者及患者家属间的沟通方式直接影响做出投诉还是起诉的决定。

参考文献

1. Vincent C, Neale G, Woloshynowych M 2001 Adverse events in British hospitals: retrospective record review. British Medical Journal 322: 517–519

2. Baldwin PJ, Dodd M, Wrate RM 1998 Junior doctors making mistakes. Lancet 351: 804 (letter)

3. Cave J, Dacre J 2008 Dealing with complaints. British Medical Journal 336: 326–328

4. Tamblyn R, Abrahamowicz M, Dauphinee D et al 2007 Physician scores on a national skills examination as predictors of complaints to medical regulatory authorities. Journal of the American Medical Association 298: 993–1001

5. Vincent C, Young A, Phillips A 1994 Why do patients sue doctors? A study of patients and relatives taking legal action. Lancet 343: 1609–1613

6. Levinson W, Roter DL, Mullooly JP 1997 Physician–patient communication. The relationship with malpractice claims among primary care physicians and surgeons. Journal of the American Medical Association 277: 533–559

（曹　博）

第 11 章

医患沟通中的特殊情况

Geraldine Blache，Robert Bor

本章将讨论一些更具挑战的问题：如何与患者沟通。这里将着重探讨与以下几种患者进行有效沟通的方法：

- 性格内向，似乎难以进行交流
- 焦虑
- 愤怒并具有侵略性
- 有听力和（或）语言问题
- 十分了解自己的病情，甚至是此方面的专家

本章通过研究一个颇具挑战的会诊案例，说明良好的沟通技巧是诊断和治疗的有效工具。本案例同时也说明了培养对患者的同情心的重要性。

沉默寡言的患者

和那些不愿交流的人沟通，不只是诊疗时才会遇到的问题。我们在其他情况下也会遇到这种情况。也许你自己就是或许曾经也是个沉默寡言的人。

是什么决定了我们愿意或不愿意交流？我们怎样才能知道一个人是在特定的环境下沉默寡言还是原本就不善言谈？难道仅仅是因为他与我们的沟通方式不同，才使我们觉得这是一个挑战？想一想，在最近的一些社交场合，你是否想认识一些陌生人。

与完全陌生的人交谈对一些人来说是一件轻而易举的事情，而对于另一些人来说，却是一个难以逾越的挑战。许多因素会影响人们与不熟悉的人轻松交谈的能力，包括：

- 我们的个性或一般的秉性：我们外向、合群、害羞、自觉、有同情心吗？
- 以往与陌生人见面的经历：我们以往接触陌生人的经历是怎样的？我们曾遭到拒绝，受到鼓励，还是不知所措？
- 我们的精神状态：愤怒、焦虑、抑郁，还是酒后不适？
- 对方的名声：我们曾听到过有关那个人的事情吗？我们有什么

偏见吗？

- 对方的外貌：衣冠不整、衣冠楚楚、有魅力还是毫无魅力？
- 对方的行为：有侵略性或者表现强势吗？见面时，坐立不安或大惊小怪吗？
- 会面的环境和地点：会面的地方很惬意、气氛很友好、吵闹、私密或是过于偏僻？双方的椅子太近，还是太远？是否有迫在眉睫的事情？

即便在一句话都没讲的时候，这些及其他一些因素就已经影响了沟通，这应有助于我们理解为什么患者似乎不愿交谈。患者可能：

- 天生害羞、沉默寡言
- 对自己患有某种疾病或者自己对所患疾病表现出的无知感到尴尬；也可能因为对你提出的一些问题而感到不知所措（如有关性、排便习惯、收入或社会环境等）
- 感觉悲伤或沮丧
- 感觉疼痛
- 出于只有患者本人知道的原因而想要停止诊疗的进行

因此，你首先需要考虑为什么患者表现得沉默寡言：

- 诊室的布局是否使患者感到压抑？你是否坐得离患者太近或太远？患者是否对诊疗的隐私性产生疑虑？
- 你的某一行为是否使患者感到不安或压抑？
- 患者的身体语言是否表明了他或她的感觉？这位患者是否感到疼痛？患者是否看起来焦虑、害羞、尴尬、伤心或者沮丧？

同时也要注意与沟通相关的文化差异，特别是涉及人与人之间的空间概念、目光接触和谦逊等观念的文化差异。

行为得当的概念

沮丧的患者

我们所说的"正常"行为是指什么呢？我们对正常的定义又是如何影响沟通的呢？在关系破裂或者考试失败后，我们很可能感到情绪低落，这些强烈的情感波动让我们以及我们周围的人感到恐惧。然而，这种情绪波动并不一定就是临床抑郁症的表现（需要向专家寻求帮助），而是人们遇到挑战性事件时的正常反应。在经历这种情绪时，我们得以洞察这些事件可能产生的无助感。

沮丧使我们感到无助。当我们无法专注以及悲伤的情绪充斥着我们似乎脆弱的生活时，普通的日常活动就变成了令人无法容忍的苦役。

在正常情况下，这些感觉（尽管是我们当时的感受）其实不过是我们普通生活中的一个短暂的插曲：即我们处理悲伤事件能力的体现。

我们通过自身的经历而成长，并由此更好地理解他人沮丧的心情。

当我们认真地去倾听情绪低落的患者的叙述并进行有效提问沟通，我们就能够判断出当时患者的悲伤情绪是正常还是不正常。心爱的人过世后，或许患者感到应表现出悲伤的情绪，即使患者此时并未以此种方式表达失去亲人之痛。当你对患者的心理状态做出评价的时候，你应该考虑到：你所认为患者存在的问题，是否仅仅是你自己对人生及生活方式的一种看法，而这种看法只是与患者的看法不同而已。如果患者没有像你认为的那样参加一些社会活动，如参加当地的退休者午餐俱乐部或父母和幼儿团体，想一想这是谁的问题。每个患者都有自己的需求和不同的情感反应。我们认为正常的事情，对于他人来说可能恰恰相反。

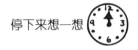

停下来想一想

- 患者的悲伤是否是个问题？
- 对于某一特定患者来说，其行为或情绪反应是否正常？
- 患者的反应或行为是否在努力达到你对他的期待？
- 这是谁的问题？
- 患者的需求和情感反应因人而异。也就是说，正常或不正常的情感反应是一种具有主观性的判断。

无论患者表现出内向或沉默寡言的原因是什么，下面的原则都有助于患者参与到诊疗中（表 11.1）。

表 11.1　帮助沉默患者的沟通原则
● 做好诊疗准备
● 寻找办法，克服自身厌烦、沮丧及愤怒情绪
● 仔细观察患者：密切观察患者的语言和非语言线索，并对其做出反应
● 用身体语言表示出对患者的同情（如身体前倾、保持目光接触）
● 解释问诊的目的：你为什么需要这些信息
● 使用鼓励性的语言，例如："我能看得出，对您来说谈论这个话题很困难"
● 在适当的时候，更多地使用封闭式的问题而不是开放式的问题 *

焦虑的患者

很显然，焦虑是对生活中所发生事件的正常的、有时是健康的反应。下面是你可能经历过的一种情形。

Lorna 是位即将毕业的医学生，现在她早已度过了初次面对患者时感到"肾上腺素骤升"的时期。但是她对这段痛苦的经历却记忆深刻：

Lorna：　非常糟糕。我们被告知去接待一位患者，采集病史并对其进行检查——我们没有支持，没有帮助，没有被告知做这件事会是什么感觉。我应该说些什么呢？"我来为您做检查，我知道我和您的女儿或者您的孙女一

---

* 译者注：此处的"封闭式"与"开放式"指两类问诊时使用的提问方式（closed and open questions）

　　　　样大，看在上帝份上——我只是希望您能够脱掉衣服，并回答所有这些的确很隐私的问题。"

提问者：那么，你是怎么做的呢？

Lorna：嗯，我走到病房的门口，站在那里，看着躺在病床上的患者，知道我应该做什么。但突然间，我蒙了，浑身大汗淋漓。我不得不离开去洗一个淋浴！

提问者：你后来回来了吗？

Lorna：噢，是的。经过了几次努力之后我走进病房。穿过房门后我径直走到他床前，我感到我的心几乎要跳了出来。我的脸色由红到白，全身不停地抖，似乎准备跟查房时遇到的帕金森病患者一较高下！

　　Lorna 的经历对我们很多人来说都似曾相识。她描述的是"正常"的焦虑情形。令人欣慰的是，对 Lorna 来说，这种焦虑是相当短暂的。她有时回想起这件事时，会感到好笑。然而 Lorna 能够做到这一点的原因是她了解当时正在发生什么。

　　回想你自己的焦虑经历，可以使你与焦虑患者感同身受，并帮助你更全面地了解患者及其病情。面对沉默寡言的患者，识别出他们什么时候焦虑是非常重要的。这个人可能：

- 表现出焦虑的体征：出汗、脸红、颤抖、烦躁
- 语速过快，且语无伦次
- 似乎对你提出过分的要求，尤其是为了得到安慰

你还应该努力理解患者为什么焦虑：

- 这是患者通常的行为：这个人具有焦虑的性格，或长期处于焦虑状态。
- 这是患者对自己患病并需要接受治疗的一种反应。在这种情况下，我们大多数人都会感到某种程度的焦虑：失去信任感、自责、对未来的恐惧。
- 患者可能对其他问题感到焦虑。

在诊疗时，帮助患者缓解焦虑很重要（表 11.2）。

表 11.2　帮助焦虑患者的原则
- 保持冷静，准备在患者身上花一些时间
- 向患者说明多数人都会感到某种程度的焦虑，这是正常现象
- 如果患者滔滔不绝，你可以总结一下患者所讲的内容，说明你还需要哪些信息以及原因，从而努力使患者不偏离话题
- 具体说明你希望患者在诊疗期间和之后做些什么
- 如果患者向你追问其症状产生的原因，并希望得到安慰，向患者说明你只是个学生，让他/她询问自己的医生

愤怒、具有攻击性的患者

在现实世界中，可能会有突发的暴力事件，而对于医疗场所，我们宁愿认为它是现实世界的避难所。然而，有时事实远非如此。越来越多的医护人员遭到患者的人身攻击或谩骂。虽然在电视情景剧中，这种现象经常发生在处理意外和急诊的医疗服务中，但并不止于此。暴力行为发生的直接原因是患者对我们所做的事情（或者忘记做的事情）感到气愤，例如：让一位患者一直等待。也可能因为患者感到害怕和无助，或者因为听到坏消息，而大发脾气。无论出于什么原因，你的沟通技巧将受到严峻的考验，无论是被人殴打还是消除威胁，在很大程度上往往取决于你的一言一行。

最重要的任务是用我们的语言去化解愤怒和避免攻击事件的发生，并减少对包括患者在内的每个人的伤害。不要反驳患者，也不要表现出任何威胁性的举止；通常这只会使问题更糟。首要任务是建立一种平和的气氛，以便在没有暴力威胁的情况下，进行正常的活动。预防是最好的办法：

- 不要变得好斗
- 保持机敏：不要在有潜在危险的环境中单独工作
- 三思而后行：有些医生能够仔细观察诊室，移开那些在极端情况下容易被暴力患者拿到而用来袭击他们的东西
- 记住安保人员的电话号码，或者至少始终把他们的号码放在电话机旁

作为一项常规，保证你工作的团队定期进行演习，确保安全警报器能够正常使用，团队中的每一个人都知道应对暴力袭击的正确程序。防患于未然，可以考虑一些当感觉不舒服而要离开时说的话，也许可以说病情记录本中少了很重要的一页，或者说要向同事咨询一些事情。希望这类事情永远不会在你身上发生，但是知道自己为此做好了认真的准备会增添信心，这种信心会在你诊疗时反映出来。

当遇到有威胁性的患者时，最好的建议是停下手头的事情，思考一下应对措施。应当遵循有助于减少暴力威胁的措施（表 11.3）。

表 11.3　应对愤怒、具有攻击性患者的原则

- 患者是否激动、焦躁不安或随时爆发？患者的行为传达给你怎样的信息？
- 向患者表现出交谈和倾听的意愿，承认患者的愤怒和烦恼。即使患者似乎表现出恐惧和焦虑的情绪，也不要反复向他/她解释其行为是恐惧和焦虑情绪。
- 保持安全的距离：既不要太近，也不要太远
- 切忌：打断患者发泄愤怒；警告一个正在咒骂的人注意用词；以任何方式威胁患者

续表

- 使用开放式问题而非封闭式问题。鼓励患者交谈：交谈总比暴力行为好
- 不要做出不能实现的承诺，做出的承诺要合理、真诚
- 让患者感到他们有多种选择：人们在感到没有什么选择时，往往会表现出攻击性
- 不要站在患者的背后与之交谈：这可能被认为是一种威胁，令人不安。此外，不要试图触碰患者：任何动作都可能被认为是威胁。另一方面，不要阻挡患者的路：确保患者有逃离的路径
- 在讲话中不要进行人身攻击，这会使你显得具有攻击性或极力为自己辩护，从而使暴力升级
- 在事件结束前，决不能放松警惕。疲劳或感觉争论已经结束，可能会使你面临危险，以至于问题又重新出现
- 如果叫来了保安，尽力指导他们的行动，保持你对局面的控制

痛苦的迹象

学会识别愤怒或痛苦的迹象，可以缓解局面、避免情绪失控：

- 讲话（音量提高、语速加快或沉默不语）
- 面部表情（发生改变、满脸通红、没有目光接触）
- 举止（不耐烦或不配合）
- 身体语言（肢体紧绷、动作突然或幅度加大）

就以上迹象，你和患者至少会表现出一种。务必意识到这一点，采取措施消除这些情绪，否则诊疗的质量将不断下降，医患双方都会受到伤害。无论多么痛苦，都不要回避现实。学会面对，敞开心扉地沟通。

增强意识

认识到自己的局限性，设法突破，这将有助于理解我们自己及患者。我们通过学习并实践相关技能，来克服诊疗中遇到的不愉快情绪。愤怒和暴力同无奈接受或伤心一样，都是悲伤的表现。试图过早地否定和消除愤怒的情绪，可能延迟康复的必要过程。在向患者屈服和忍受患者的无理谩骂之间，学会如何做出最佳的选择是需要时间的。最重要的是你的人身安全，抓住机会向有经验的同事学习，共同进步。

在面临压力的情况下，与患者、亲属及同事有效地沟通有助于确定诊疗结果。记住上面提到的技巧并加以运用。留意诊疗环境和非语言反馈。重要的是，站在患者的角度考虑问题。例如，想想你怎样应

对坏消息，怎样面对无能或绝望的感觉，怎样面对医疗过失（或只是看起来是医疗过失）。此外，请记住任何人一旦从正常环境转换到有压力的环境时都可能会表现反常。

有语言和（或）听力障碍的患者

你的医学院和医院的同事（主要是医生和护士）极少有人是患有听力或语言障碍的。作为医务人员，我们对那些有沟通障碍的人的认识大多来自家人或患者。诊断和治疗先天或后天残疾，为患者及其家属提供咨询服务，帮助他们适应不愿接受的现实，是医疗实践中非常重要的工作。为患有听力和语言障碍的患者进行诊断、治疗和咨询，具有很大的挑战性。

任何年龄的人都会遭遇语言和听力障碍的困扰。为此，不应该假设哪类人容易患病。尽管如此，从临床实践中发现，相对于老年患者，医生更容易与年轻患者沟通。与一个有听力或语言障碍的成人沟通，你要竭尽全力。这似乎让你看上去很笨拙。而对于儿童患者，我们通常依靠手势、符号和类似玩耍的活动（如图片、用手指点、使用单音节词等）来达到目的。

衰老往往导致语言与听力困难。反应迟钝、注意力减退和严重的疾病如中风，导致有效沟通能力的丧失，其家人也因此而遭受痛苦。在诊疗中我们经常从患者的伴侣或配偶那里得知，患者在患精神错乱、中风、失聪后变得越来越不可忍受。衰老的过程或疾病本身大多是不可逆转的，但我们不应该回避。老年人所患的语言、视觉、听觉和运动方面的疾病，大多无法治愈，且发病呈越来越普遍的趋势，但这不意味着只能放弃治疗。相反，更应该重视各种形式的沟通。如果在社交方面被孤立或忽视，患者会感觉沮丧。而且，那些本来可治疗的病症（如失眠、便秘、震颤等）也可能被忽略。

这种不被理解的过程与儿童的经历很类似。患有沟通障碍的儿童的家长认为：与其他孩子相比，自己孩子的语言沟通能力发育较慢，但是过些时间会追上来。因此，他们不会立即认识到问题的严重性。讲话困难可导致胆怯。沟通障碍包括听觉、视觉和语言障碍。即使那些很了解孩子的人也可能忽视这些问题。老师、校医和其他家长会首先发现这个孩子听力不正常、注意力不集中或有选择地听他人讲话。有些人把没有说完的话补充完整，或把孩子当作婴儿看待，来弥补孩子的不足。

与年龄差距太大的患者沟通时，医生常处于不利的位置。在孩子眼中，我们也许是权威人物，因而被他们看作是缺乏同情心的人。甚至认为我们给人带来痛苦（通过注射、治疗等）。在医生面前，孩子们感到恐惧、拘束或焦虑。在一些年长的患者看来，我们从事着技术性较强的医疗行业，但缺乏医疗实践。有些年纪较大的患者相信宿命论，因为在他们成长的年代，缺少有效的诊断和治疗方法。一部分人经历过当地的灾难、战争和其他的不幸。因此，毫不奇怪，由于明显缺乏了解和相同的感受，更增加了沟通的困难。

现在许多研究都是调查社会对沟通障碍患者的态度。当一个人有听力困难、失聪、语言障碍或不能清晰、有目的地完成有效沟通时，就会越来越脱离社会，导致尴尬、烦恼、急躁和失望情绪。

有残疾的人常常避免与社会接触。一方面我们对如何提高沟通技巧知之甚少，另一方面又对一些现象产生错误的理解。例如独来独往的人，常被认为是隐居者、反社会的、疯狂的或顽固的。因此，有两个问题我们必须克服：怎样避免在沟通时出现极其困难或者尴尬的情况（图11.1），怎样提高与残疾患者沟通的整体技巧（图11.2）。表11.4列举与沟通困难患者谈话的注意事项。

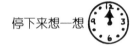

停下来想一想

- 在诊疗中，谁负责实施有效的沟通——医生还是患者？为什么？
- 如果和你交谈的人是：（a）有听觉障碍；（b）很快忘记刚刚说过的话；（c）不能清楚地表达自己的想法，你应该怎样改善沟通呢？
- 面对有沟通障碍的人，你会有什么反应？为什么会有这样的反应？为了更好地沟通，你能做些什么？

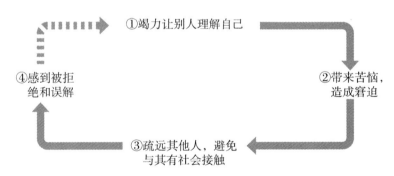

图11.1　残疾人可能经历的沟通问题

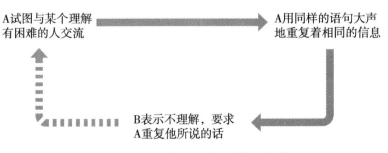

图11.2　改进与残疾病人的沟通方式

表 11.4 回应沟通困难患者的注意事项

禁忌

- 修正对方（口吃患者）的语言："你想说的是：我这个星期回家吗？答案是肯定的。"

- 告诉患者做什么，想什么："如果你什么都不说，我们只好认为你不想参加一日游。那你就留下来，在活动站坐着吧。"

- 傲慢："甭搭理她，她不懂人话。你只会让她心烦。"

- 大声说话：我们总是认为说话的声音越大，别人越容易理解。因此，我们更愿意提高嗓门，而不是换种说法。

- （当着患者的面）利用他人代为沟通："他是什么意思？你明白吗？"［你屏住呼吸，抑制愤怒］："我放弃了！"

- 变得不耐烦和愤怒："看，我的诊所已经很忙了。如果还有事，请和护士说吧。"

- （患者发出令人费解的声音后）你做出毫无意义的保证："别担心，我们能处理好每件事。"

请记住沟通的基本公理：

- 人活着必须交流
- 交流通常包括语言交流及非语言交流
- 每一次交流都含蓄地表明（或定义）了与另一个人或听众的关系

与交流障碍患者谈话的建议和案例

不忽视患者

回避能引起新的问题，如患者感觉不被重视。通过与患者的谈话，了解患者的残疾状况：问题出在听觉、语言能力上，还是与认知、学习或身体器官相关？

Lategan 医生：我不大明白您在说什么。您能再说一遍吗？

Walsh 先生：我……我……我的……皮肤……

Lategan 医生：您是不是要告诉我，您的皮肤问题已经有很长一段时间还是不久？

Walsh 先生：很长时间。

Lategan 医生：对了，你经常口吃，还是只有和一个不是很熟悉的人说话才这样呢？

Walsh 先生：和……和……一些不认识的人。

Lategan 医生：很好。耽误您的时间了。如果我有不明白的再来问你。

不猜测患者要说什么

如果需要，可以换一种沟通方式，例如：让患者指出一个字或一张图片。可以让有严重听觉和自我表达困难的患者，通过"是"或"不是"来回答一系列问题（说或者写），从而找出问题的所在。

Ross 医生：Smith 夫人，这件事我还没有理解，所以想问您几个问题。您要做的就是回答"是"或"不是"。如果您愿意，也可以点头或摇头。好吗？

Smith 夫人：好。

Ross 医生：是有人导致您受伤的吗？

Smith 夫人：是的。

Ross 医生：您的丈夫？

Smith 夫人：不是。

Ross 医生：亲戚？

Smith 夫人：不是。

Ross 医生：朋友？

Smith 夫人：是。

Ross 医生：您的朋友看到在厨房里发生的事了吗？

Smith 夫人：唔……

Ross 医生：是？

Smith 夫人：唔……

Ross 医生：不是？

Smith 夫人：唔……

Ross 医生：或许是？

Smith 夫人：是。

Ross 医生：您记得撞到头部的哪个位置了吗？

Smith 夫人：不记得。

Ross 医生：是伤到脑后了吗？

Smith 夫人：是的。［还有其他对话，此处省略］

其他沟通方式

其他沟通方式包括手语、指认书面文字或符号以及书写。确保你和患者都了解手势和符号的意义。

借助翻译（或第三方）

接诊有语言、听力或理解障碍患者时，借助翻译或第三方仍存在着争议。医生们有时抱怨说，翻译往往总结患者的话，因此改变了沟通的意思。此外，还出现保密问题，特别是涉及个人信息。如果需要讨论的信息令人难堪，就要求翻译离开，使用其他方法（例如上文提到的）与患者沟通。如果你觉得翻译将患者的话处理得过分，可以要求他准确地表达患者所说的。

> Dlamini 先生：［用祖鲁族语说了很长时间］
>
> 翻译：　　　　他说头晕。
>
> Clarke 医生：我需要你确切地解释他的意思。我需要知道每个字。
>
> 翻译：　　　　他有时候能听到声音。这些声音说：他应该把牛运到伦敦，因为有人要偷他的牛。然后他的嘴发干，感到头晕。
>
> Clarke 医生：问问 Dlamini 先生，这些声音来自大脑内部还是别人告诉他的？

检查患者的理解能力

要求患者重复说过的话或总结谈话，以避免误解，并有助于评估患者的病症属于短期记忆问题还是信息储存困难。

> Jones 医生：我想确认你知道吃什么药，什么时间吃吗？
>
> Fine 先生：早上吃黄色药丸，其他的——嗯，让我想想——不……也许……
>
> Jones 医生：没关系。如果你需要记住很重要的事，你通常怎么做？
>
> Fine 先生：我最好把它写下来。这样我就不会忘了。
>
> Jones 医生：这儿有纸。黄色药丸在早饭前服用，一天一次；大的圆形药片每天三餐后服用；这些小药丸需要时睡前服一粒。
>
> Fine 先生：我会告诉我的妻子。她很善于提醒我。

患有痴呆的患者

照顾患有痴呆的患者，需要考虑很实际的问题。记忆问题是最常见的。对于约会或日常事务，患者需要有人提醒。对于那些条理性越来越差的人来说社会沟通是很重要的。照顾者本身也需要积极的鼓励，因为在与患者沟通中，很容易受到挫折。

与患者保持谈话

即使患者昏迷、无法说话或正处在有空气过滤装置的重症监护病房，其听觉仍可能是正常的。患者此时感到被孤立或被遗弃，镇定、熟悉的声音可以安慰患者。在某些情况下，有可能建立这样一个沟通系统——你和患者谈话，患者紧握你的手来回应。握一下表示"是"；握两下表示"不是"。这种沟通模式是依据之前的描述确定的，见"不要猜测患者要说什么"。

接受父母和护理者的帮助

与患有听觉、视觉和语言障碍的儿童患者沟通时，除了运用上面提到的方法外，还可以利用父母和护理人员帮助你，因为他们比较理解孩子。他们可以担当翻译员。有时，可以模仿孩子们喜欢的动物声音帮助沟通。直到孩子发现和你在一起非常舒服，才能谈论有关医疗问题。这个过程需要很大的耐心。

案例 11.1

具有挑战性的诊疗
——谁的挑战？

Celia Lazio 夫人是一名教师，42 岁，和 Tom 结婚后有两个孩子，分别为 16 岁和 10 岁。她为人严谨，但是也拥有爽朗的笑声。她喜欢自己的职业，尽管从事全职工作，且需要照顾家庭，但仍然协调得很好。去年一次摩托车事故使她的丈夫失去工作能力，她成了家里的主要的经济来源。他们勉强维持生活，但并不过分担心经济状况。

8 年前，Lazio 夫人发现她慢性"背痛"的毛病加重了。最近，发作的强度和频率都明显加大，她处理日常工作的能力也越来越差。疼痛和对未来的忧虑导致睡眠出现障碍，以致她感到筋疲力尽，不能提前完成当天的工作。她的社区医生建议她去看风湿科大夫。

在诊室

由于过去身体很健康，Lazio 夫人觉得去诊所看病是一种可怕的经历。虽然风湿科的 Morley 医生很友好，但这并没有使她放松下来。疼痛是诊疗的重点：疼痛的类型、强度、持续时间以及促发因素。经过痛苦的身体检查，结果表明 Lazio 夫人的背部灵活度下降，这是 Lazio 夫人最担心的事。疼痛和恐惧影响了她的行为。诊疗结果总结如下：

Morley 医生：我给你开了一个 2 周的病假条，以便进行进一步的检查。

Lazio 夫人：谢谢，我不需要病假条。我不会停止工作的。

Morley 医生：嗯，你应该休息，亲爱的。你知道以你现在的状态去工作对你意味着什么吗？

Lazio 夫人：嗯，我一直都应付得很好。还是谢谢你。

Morley 医生：4 周，我把它改为 4 周，你必须要这样做。

Lazio 夫人潸然泪下。Morley 医生并不是没有同情心，但是考虑到等待看病的患者，他请 Lazio 夫人离开，并提醒她如果不按照他的意见去做，病情会更加严重。

在这次诊疗中发生了什么？培养有效沟通的技巧需要耐心和反省能力。再看一遍同样的诊疗过程，但这次思考以下问题：

- 患者是疼痛还是情绪低落？
- 发现"背痛"后她做了什么？
- "生病"或停止工作对她来讲意味着什么？
- Celia Lazio 是谁？
- 这是一个有爱心的医生吗？
- 他们相互之间沟通了什么，结果怎样？

下面是双方的又一次诊疗，但是这次，给出了回答的理由：

Morley 医生：我给你开了一个 2 周的病假条，以便做进一步的检查。

理由：　　　这位女士疼痛明显，需要休息。做检查时，最好消除炎症。

Lazio 夫人：谢谢，我不需要病假条。我不会停止工作的。

理由：　　　害怕花费时间；确认她自己得病了；担心是否能保住工作；太忙而没有时间考虑疾病；如果她病了，家庭怎么办呢？

Morley 医生：嗯，你应该休息，亲爱的。你知道以你现在的状态工作对你意味着什么吗？

理由：　　　临床医生担心病情恶化；给她带来更多的伤害；在头脑中有一系列可能的诊断，但是担心给 Lazio 夫人带来不安而没有告诉她；有检查结果后告诉她。

Lazio 夫人：嗯，我会处理好的。还是谢谢你。

理由：　　　我现在不能处理这些——大脑一片空白——不想再多听了。

Morley 医生：4 周，我把它改为 4 周，你必须这样做。

理由：　　　我是为她争取最大的利益：她发现很难抽出时间。我要为她做出决定。一看就知道她很沮丧。她在等待我做出决定，需要有人坚定起来。

Lazio 夫人流下了眼泪。现在疼痛令人难以忍受，而这位自大、傲慢的医生一点儿也不了解她，不知道她是如何熬过这几年的。从前能应付得过来，现在不需要休息 4 周，仍然可以做到。

风湿科医生也很生气："为什么这些患者来这里咨询意见却又不采纳他的意见呢？"专业建议不被接受，使医生感觉受到了侮辱。在送患者出去时，风湿科医生再次强调：如果 Lazio 夫人不想最终"完全失去行走能力"，就必须采纳他的建议。医生在病假条中补充道："患者情绪非常低落"。接下来的约诊持续了 1 个月。最终被鉴定为"脊髓炎"。

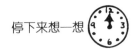
停下来想一想

- 询问疼痛的性质和来源是准确诊断的关键，但是有关疼痛的经历、患者的生活和自我印象的信息也同样重要。
- 身体检查是诊断程序的重要组成部分，才可能正因为体检患者才第一次意识到其病情的严重性。
- 看病的过程（面谈和检查）可能使人疲惫，有时会有创伤。应该考虑到体检等措施对患者回答问题、回应医生的建议及对治疗方案的反应有怎样的影响。
- 即使诊断不会使人疲惫，没有创伤，我们也需要考虑到失去正常生活环境和日常工作给患者造成的影响（症状可因此加剧或减轻）。
- 病假条是患者发现诊断结果的最好方式吗？问号对于医生和患者来说有怎样的意义？
- 医生的专业意见遭到质疑或忽视时，会有怎样的感觉呢？
- 在没有考虑到个人、社会和情感环境的状况下，不应该做出有关临床治疗的决定。

在这次诊疗中，双方都有讲话，但是他们的沟通有效吗？Morley医生：

- 从患者处收集到各种诊断线索
- 除了做出初步的诊断外，什么也做不了，但即使这样的诊断也有可能不被检查结果确认
- 没有鼓励患者参与
- 没有激起患者的信心
- 提供的治疗建议没有被采纳，因此诊断的价值昙花一现。

在 Morley 医生看来，自己是一个有爱心的医生。认为替 Lazio 夫人做决定是正确的：他认为患者在精神和身体方面都无法为自己做决定。

另一方面，Lazio 夫人：

- 感觉对事情越来越失去控制能力
- 从诊疗中找到的线索，使她对自己的健康问题更加悲观
- 恐惧和脆弱
- 假装这一切都没有发生，同时又认识到这一切是真实的。

(p. 175) 练习 10

根据 Lazio 夫人的反应，Morley 医生认为她有些抑郁。但是，由于他一直坚持自己的观点，他没有办法去证实患者是否真的抑郁。假如有，他又应该怎样做呢，相反，是患者的痛哭流涕确认了他的观点，而不是她的话。据此，他决定让患者休息，避免沮丧进一步加重。

随访

自从上次就诊以来的一个月内，Lazio 夫人确实停止了工作。检查

使疼痛更加严重，以至于虽然她很想回去工作也没有办法实现。害怕活动太多使病情恶化，她在大多数时间卧床休息。但是这导致睡眠障碍更加严重，并且背部更加疼痛和僵硬。

随后就诊时，她看了另一个医生。经自我介绍，他是 Peter Parker 医生，资深专科住院医生。

Parker 医生：从椅子起来走到这里很困难，是吗？

（知道她的疼痛：专业的确认）

Lazio 夫人：是啊。

Parker 医生：那么，现在怎么样呢？

Lazio 夫人：什么？我，还是我的背？

Parker 医生：你认为这有什么不同吗？

（询问、详细调查）

Lazio 夫人：[沉默了一段时间] 是的，我认为是的。我经常感觉自己没事，但后背就是不舒服。很可笑，不是吗？[停顿了一会儿] 我不知道。

Parker 医生：知道什么？

（引导、反思）

Lazio 夫人：我就是不知道。这就是问题。我就是不知道——任何事。过去几个星期我的思绪简直垮掉了。我觉得离现实好遥远。

Parker 医生：那么，你认为现实是什么呢？

（使用患者的词语）

Lazio 夫人：嗯，你知道的。我不知道现在工作怎么样了。也说不清楚家里怎样了。

Parker 医生：都发生什么事儿了？

（谈话仍然很开放，没有按照自己的安排重新安排顺序）

Lazio 夫人：嗯，我丈夫 Tom 正在照看一切：购物、打扫、确保孩子们平安。

Parker 医生：这也是个问题？

（适时、适度的幽默）

Lazio 夫人：不，不，当然不是。

[犹豫]

Parker 医生：他经常像这样在家里忙里忙外吗？

（这对于这个特殊的家庭正常吗?）

Lazio 夫人：　不，从不，除非我要求。如果我要求，他会做的。很高兴的是，他并不常抱怨［停顿了片刻］。他以前经常帮忙。我们总是分配家务——作为一个男人，当然他总是做得比较少。不，我喜欢做家务他喜欢做他的事情。但是，当他觉得自己是个多余的人后，这就停止了。

Parker 医生：你认为这是为什么呢?

（并没有做出自己的假设，他做的是：仔细检查、调查患者的见解是怎样的。）

Lazio 夫人：　可能听起来有点奇怪，在我没有工作的时候，思考了很多关于我自己的问题。我认为他不再做家务，是因为他不想被看作家庭主夫。在那次意外后，他的自尊受到了伤害。不仅仅是因为失去他的工作——虽然这已经足够糟糕了。更主要的是在一段时间内他必须停止锻炼。他的身材很好，他喜欢保持身材匀称——但是，在那次意外后，他的体重增加了，过了一段时间才恢复了锻炼。我不清楚我们应该怎么办。

Parker 医生：好吧，我们想一想，你当时怎么想?

（用"你"而不是"我们"来鼓励患者思考：为什么在今天的诊疗中，谈论起这些事情；她将这些事情与自己的疼痛联系在一起）

帮助 Lazio 夫人将她的家庭生活与身体、心理健康联系起来后，Parker 医生问起她的疼痛症状以及她的处理：

Parker 医生：你已经讲述了疼痛情况：疼痛位置在哪里，什么时候发作。

（表明医生已经记住了疼痛情况，而这并不是他现在寻找的信息。）

告诉我你如何处理疼痛。我清楚疼痛发作时非常痛苦。

（再次肯定、承认了持续的疼痛）

Lazio 夫人：　听到你这么说很有意思—嗯，以前没有人和我说过这些。当然，是我不想让他们知道那有多糟。

Parker 医生：那么，为什么呢?

Lazio 夫人：　没有人喜欢老弱的患者，不是吗?

（表达痛苦的典型行为包括：隐藏它、"咬紧牙关"、对患病感到羞耻（"为什么是我？"）、丧失行为能力、脆弱、性欲减退、体力耗尽、身心疲惫、沮丧、迷失方向以及药物反应。）

除了这些，如果他们知道我在工作中有多么疼痛，他们很可能又坚持让我离开养病的。

（又一次重复了对失去工作的焦虑：她在工作中愉快吗？她从中得到什么益处（除了薪水外）呢？在她的自我印象中，工作起了怎样的作用呢？作为家庭主要的经济来源，她有怎样的感受呢？）

Parker 医生：Celia，听起来似乎发生了很多的事情。我们将其中的一些分开来看，好吗？

Parker 医生使用他的劝导技巧，使这次诊疗没有变成一个辅导咨询。为了有效地治疗患者，他需要了解在怎样的情况下出现症状并恶化；在怎样的环境中恢复。他把整个过程拆分成以下几个方面：承认问题、搁置问题以及探寻直接影响患者身体状况的因素。

Lazio 夫人案例总结

在后来的几次诊疗中，Parker 医生和 Lazio 夫人继续探讨疾病的含义，以及疾病发作时人体是如何感受痛苦的。Lazio 夫人能够和这个医生讨论一些问题，而这些问题是和第一个风湿科医生及全科医生无法讨论的。事实上，如果给予足够的时间，她自己完全能够发现：她的痛苦感受不能只归咎于疾病本身，虽然失去工作能力的前景曾使她感到沮丧和焦虑。遇到 Parker 医生之前，她已经习惯了将这些深埋在心底，无论问题是属于身体的还是心理的。实际上，她现在不能这样做（把家务留给丈夫做），意味着她不能把潜藏在心里日益增加的焦虑清除掉。

在风湿科医生那里的就诊成功后，Lazio 夫人又一次看了全科医生，她和她的丈夫被安排参加一个短期的课程辅导。Celia 现在更加了解自己的病情了，意识到以前最深的恐惧来自于过时的信息。她最近参加了一个特殊的疼痛临床教学课程，她和 Tom 了解了痛苦的性质以及如何有效控制它。这个课程很成功，部分学员决定在课程结束后举行一个会议，为彼此提供帮助——并从中获得乐趣。

如果她继续看咨询专家 Morley 医生，又会怎么样呢？很有可能在随后的诊疗中发现需要转诊精神科医生。转诊精神科医生本身没有不合适，但是只有资深专科住院医生 Parker，才能够在有限的常规随访时间内发现她的需求。

严重的疼痛和慢性、不可治愈的疾病意味着患者需要面对的不仅仅是诊断。医生需要了解这些，才能为患者提供针对个人需要的护理和治疗。

现在我们关注另一个充满挑战的诊疗：一些患者在就诊之前已经对自己的病情有所了解，一些患者甚至还很清楚。这使得医患关系更加复杂。

知情的患者

传统的医患关系认为医生就是专家。因此，患者几乎完全依赖医生，获取有关疾病性质、治疗及预后的信息。这种等级式的医患关系，影响了医患沟通的定义。例如，有些患者因感到太害怕而不敢询问医生问题；有些医生可能选择不告知患者太多信息，因为患者几乎不会质疑医生。医学生与患者交谈时常处于劣势，因为患者可能比他们更了解自己的病情。给医学生的最好建议是，承认事实，并自信地要求患者讲述自己的经历。例如：

学生：我知道很多人已经要你描述过你的症状。如果让我也了解你的症状、治疗方案以及你的处理方式，这对你我都有帮助。

信息技术的发展和医患诊疗期望的变化，对"医生就是专家"这一概念提出了挑战。最明显的变化就是患者获得了大量信息。这些信息可以来源于：

- 互联网
- 患者支持和倡导团体的影响
- 对健康问题的认识提升（如报纸、杂志专栏）

其他事件和事态发展也间接地影响了医患关系的平衡。因医患关系产生的诉讼案件和信任危机日益增加（例如 Harold Shipman 医生和一些其他医生的行为），迫切要求形成一个更加平衡和更多合作的医患关系。正如我们在第 2 章所讨论的，医疗活动越来越以患者为中心。对于那些习惯并陶醉于在职业关系中掌控大局的医生来说，知情的患者向他们提出了挑战。那些了解自己的病情、治疗方案、治疗权利或同时了解其中几项的患者，不会轻易地接受全部专业知识都归医生掌握的说法。事实上，这样的患者可能对诊疗有完全不同的需求和期望。考虑和解决这些需求和期望很重要。否则，以下两种我们不希望发生的结果将不可避免：

1. 设法维护医生权威，设置诊疗日程，医生极有可能与患者争论或争斗。患者表面上越是不听医生的意见，医患关系就越发紧张。在有些案例中，这样做的结果就是患者变得更有威胁性或诉诸身体暴力以便维护自己的意见。更可能的结果将是：患者提交一份对医生的正式投诉，该案例就成为又一份证明职业沟通能力低劣的统计学数据。

2. 医生将不再对患者有帮助。这导致沟通减少，失去影响力，甚至于在患者的心目中丧失地位。

现如今，医生需要调整其沟通和诊疗方式，以面对知情的患者。有人认为，这一步迈大了，因为这需要更高的专业水平和与患者更密切合作的意愿。诊疗时与患者建立更积极的沟通和协作的工作关系，需要略微调整语言和非语言沟通技巧。第一项任务是，评估患者想从你这里得到什么。那种认为所有患者需要获得的是同样帮助或信息的想法，是个严重的错误。任何诊疗的开始阶段都可按下面的方式进行：

医生：今天我怎样才能最好地帮助你呢？

注意，医生故意没有问："你怎么了？"，因为这将假设患者是带着特定问题来寻求帮助的。还无意中将医生看作专家或解决问题的人。按之前描述的更开放的流程，允许患者安排时间表。如果遇到十分了解病情的患者，他可能这样回应：

患者：嗯，医生，我看到这种药可能有影响脂肪代谢障碍的副作用，但是因为我有丙型肝炎，这种药对肝功有效，因此换其他的药不明智。但是我对这种药在我身上的作用并不满意，你有什么建议呢？

在这种情况下，患者不仅表明了对病情和相关的治疗问题有一定的了解，而且面临着艰难的抉择，并征询医生的意见。还要注意患者如何定义问题，如何明确咨询目标。假设医生仅对某个患者的情况和治疗状况略知一二，但不是这方面的专家，医生会感到他知道的不比患者多，特别是涉及为很棘手的治疗困境提供建议。在这种或其他类似的情况下，必须表现诚实，明确"知"还是"不知"，这是医生的必备条件。如果您尝试隐瞒自己的无知，将给人留下不称职、不确定或愚蠢的印象。在向患者坦承自己不知道患者所寻求的信息或答案时，仍要展现出专业水准和自信心，这一点很重要。换句话说，医生在解释自己的"不知"时，仍然可以展现技能、敏感性和专业性。例如：

医生：这个问题很有趣。可以看出这是个棘手的问题。坦率地讲，我目前掌握的信息还不足以给出最好的建议。我可以查找医学文献，并同本医院的专家谈一谈，然后给你回复。这样对你有帮助吗？

在这则短短的摘录中，医生首先认可患者的问题和困境，传达出他至少听取了这个特殊的问题。告诉对方自己目前还没有足够的资料，也表明事情是有转机的——可以寻找相关的信息，这就改变了医生应答问题时的感觉。最后，医生告诉患者自己怎样能够得到信息，这样患者就知道医生的下一步行动。医生也将这看作是患者的问题，从而查看患者是否真正感觉到这样做的好处。这是一个与患者合作的例子。

这里，医生是知情患者进一步探究病情的资源，没有回答出问题，不会影响医生的声誉和患者的信任。一些更多采用协商方式沟通的医生发现：与患者一起做决策，使自己的压力感和决策责任减少了。而如果被视为全职专家，最终给医生带来的只是负担和压力。

健康、疾病和治疗信息的多渠道获取，已经改变了医患关系。我们不能再故步自封，不能对有些患者的知识超过我们的事实视而不见。然而，我们不应该因为患者知情而感到威胁或失去信心，应该相应地调整诊疗方式。首先，我们要设法理解：此时此刻，患者来到这里，到底希望得到什么。只有这样，才能为建立更加合作和体现医生职业素质的医患关系奠定基础。

要　点

- 与看起来性格内向、焦虑或气愤的患者沟通时，努力了解这些行为背后的原因，调整沟通方式以方便沟通。
- "恰当"和"正常"的概念不是固定的：取决于医生与患者的个人文化和生活经历。
- 遇到气愤的患者时，不要做任何导致暴力威胁升级的事。
- 谨慎行事：细心、留意，避免情况变得更糟
- 不要回避残疾患者，特别是听力、语言和记忆损伤患者。同时要有创造性地运用语言和非语言的沟通形式。
- 必要的时候请翻译。让翻译准确地翻译患者所说的话，这很重要。
- 确认患者理解了说过的内容。
- 对本章讨论到的沟通有困难的患者，要留出沟通的时间。
- 对于许多非常了解自己病情的患者，需要采取更加合作的诊疗形式。

拓展阅读

Bor R, Gill S, Miller R et al 2008 Counselling in health care settings. Palgrave, London

Breakwell G 1997 Coping with aggressive behaviour. BPS Books, Leicester

MacDonald E 2004 Difficult conversations in medicine. Oxford University Press, Oxford

Silverman J, Kutz S, Draper J 2005 Skills for communicating with patients, 2nd edn. Radcliffe Publishing, Oxford

参考文献

Watzlawick P, Beavin J, Jackson D 1967 Pragmatics of human communication. WW Norton, New York

（艾　静　杨琳丽）

第 12 章

与患者和同事的沟通：
个人因素对职业关系的影响

在 Alice in Wonderland（《爱丽丝梦游仙境》）中 Gryphon（葛瑞芬）说过："课程必须循序渐进，这就是他们被称为课程的原因。"

尽管这段话并不是针对医学院的教学而言的，但是童话的作者 Lewis Carroll 的确说中了十分关键的一点。在某些学习阶段，大多数学生都会质疑他们所学的部分课程的教学方式是否与所选择的医疗职业有关。处在临床前阶段的学生们尤其会有这种疑问，处在查房阶段、全科医生和外科学习的学生也会出现这种现象。最近有一个学生这样抱怨：

"在医学院学习的时候，老师告诉我们，在给患者抽血的时候要戴着手套，这样可以避免被一些通过血液传播的病毒感染，如 HIV 和肝炎病毒。但是某些时候，有些专科住院医生在病房里并没有戴手套。这样做有危险吗？该听谁的？"

另一个学生提到，在教学研讨会之前并没有太大动力去钻研患者的病情：

"高级顾问医生经常有意让小组中的人难堪。无论我们准备得多充分，高级顾问医生总说：'是的，但是……'。从来没有表扬或鼓励。我们对学习失去了兴趣。"

的确，我们希望大多数课程能够令人兴奋，充满挑战性；希望在学习时能够有机会与同学（或老师、高级顾问医生等）讨论前面所提到的、令人困惑甚至沮丧的问题。这章提出了一些供医学生参考的沟通方法。本章的目标是使学生们对具体情境中的沟通及角色和角色之间的关系有更多的理解。

个人成长过程

人的一生充满变化。每个人的成长过程都分成几个阶段——出生、幼儿、童年、青少年等等，每个阶段的沟通能力都较前一阶段有所提升。人通过社交活动学习如何与人沟通，其中最早的学习来自家庭生活。社会的发展，包括语言的学习和演变，与家庭变迁、家庭角色、成员关系和家庭传统有着错综复杂的关系。一个人与他人的交往和沟通在很大程度上受家庭沟通方式的影响。影响家庭成员沟通的因素包括：

- 个人在家庭中的身份（例如独生子、兄妹中最大的或最小的等）。
- 家庭沟通的规则与信仰（例如"把每个人都当做成人一样认真对待"、"孩子需要被关注而不是被聆听"等）。
- 家庭传统（例如"只有男性成员的观点才被认真采纳"、"只有等你离开家门闯荡后你的观点才受到重视"、"任何人都不可以将感情外露，因为这被视为脆弱的表现"等）。
- 家庭构成（例如"家庭成员太多了，所以自己的观点很难得到重视"）。
- 家庭中由于过去发生的事情而遗留下来的规矩（比如"自从我和爸爸有过一次激烈的争吵之后，再也没有人敢质疑我爸爸了"，"自从哥哥在事故中身亡之后，只有我的母亲可以公开表达看法。然而几年前她得了抑郁症。现在我家里有这样一个信条：在逆境中要坚强不屈，以免精神错乱"）。

停下来想一想 请回忆第9章，这一章讲述了与患者家人沟通的技巧，及在问诊中绘制族谱的益处。画出自家至少三代的家谱：
- 从家谱中你能发现成员关系的固定模式吗？
- 你了解家庭成员患病的规律吗？
- 家谱是否揭示了你选择学医的原因？

影响沟通能力的决定性因素

在人际关系中所表现出的自信，以及与家人和朋友的沟通方式都会影响一个人与同事、老师和患者的交流。在医学院面试的时候，不会有人直接提问有关与家人、朋友沟通方面的问题，但你的沟通能力十之八九会成为评估你是否适合成为医学院学生的条件之一。面试考官根据以下因素评估你的沟通能力：

- 流利
- 语气

- 语速
- 对英语的理解能力（或者你的母语）
- 沟通风格能否反映出思维的僵化或灵活
- 内容与展开过程的一致性和相关性
- 具备让别人放松的能力
- 情感成熟度和应对挑战的能力
- 在可能的情况下，是否具有幽默感

若理解人与人之间的交流，环境至关重要：沟通方式是由人所处的环境决定的。你的语言和行为随着所处环境的不同而异：在酒吧中和朋友交谈远比面试中放松和亲切。

但是环境只是影响沟通的因素之一。个人的成长和社会的发展能够带动沟通能力的变化，反之亦然。对很多年轻人来说，在学会独立的人生阶段中，最重要的就是从高中跨入大学的这一步。这一步标志着两个巨大的变化。第一是自身的改变：必须学会独立和自控。第二是与家人关系的变化：家庭组成并不会改变，但随着一个人新角色的出现，与家人关系的固有模式发生了改变，新的关系确立起来，新的沟通模式也逐渐出现。但是离家独立并不意味着从此家庭关系不再发生变化。比较刚上医学院（十八九岁）和二十几岁的自己，你可能很清楚地指出自己的不同。也许是学会了自信，也许是结识了新的朋友，或者是结束了一段浪漫的恋情并且开始为将来的前途做打算。

与同龄人和朋友沟通方式的变化也预示着与患者和同事沟通的转变，反之亦然。也许本书中的一些想法，以及在沟通课上学到的沟通技巧，能够对你产生影响。此外，生活中发生的重大事件会推动沟通模式发生变化。例如，如果自己家中最近有人去世，你就会觉得把这个坏消息告诉患者是一件很为难的事情；如果你从小就被教导不要过量饮酒，那么当由于自身不良习惯（例如酗酒）导致并发症的患者来就诊时，你会感到失望和厌恶。在特定环境下，如果内心对患者产生看法，你的沟通方式就不会起作用。有时，你的做法会"阻止"患者与你交流，例如你转移话题或避开患者的问题或担忧。同样，为了让患者听你说话，向患者提供建议、做出保证，忽略了患者的情感需求而只管治病。大多数医生既没有时间也没有能力去处理比疾病复杂得多的情感问题，所以往往给予朋友、亲人或患者虚假的保证或仅仅讨好他们，这样做有时让我们自己会有负罪感（见表 12.1）。偶尔"阻止"患者与你的沟通是正常的，尤其是当你感到压力的时候。然而，这种行为一旦成为与患者甚至其他人沟通的定式，你的沟通模式或处理情感的能力就令人担忧了。

表 12.1 列举了陷入僵局的沟通情况，或者说患者的问题让我们过度紧张。当然，我们与不同的人沟通，方式也不尽相同。所以表 12.1 并不能包含所有的问题。但是，如果我们反复地使用表中的某种方式与患者沟通，的确会出现问题，进而形成不恰当的沟通定式。

表 12.1　与患者沟通的不恰当模式

行为	举例
过分同情（过于亲近）	你对一个年轻的吸毒患者显示出过度的关注，因为你有一个同样吸毒的哥哥
同情不够（过于疏远）	由于劳累和压力，你感觉同情那些伤心的患者家属们是一件困难的事
对患者及其生活方式进行批判	由于你来自医生世家，所以很难理解为什么有些患者不能配合治疗
在诊疗过程中采用说教的方式，习惯于教育患者	从小你就被教导要服从有权威的人士
就病论病，忽略患者的情感需求	尽管你是一名优秀的科学家，但回应患者的情感需要对你来说仍很困难，因为你的家庭成员不关注互相之间的情感问题
给予患者不切实际的希望，比如患者的病一定会好之类	你觉得与患者谈论他们的恐惧和失落很难，因为这些太接近你此时的感受，或者你没有真正思考过这些事情
所有问题都让你感到压力，回答问题喜欢一锤定音，给人留下必然如此的感觉	你选择医疗行业的一个原因就是喜欢解决各种问题，所以认为消除患者的失落感、怀疑和不确定是你的责任

沟通过程中的反省

　　根据以下提供的概况性指导建议，查找已经存在或可能发生的医疗沟通问题：

- 测量你自己的"情感温度"：是否情绪过于敏感或冷淡？
- 是否已经形成了不良的医患沟通模式（比如，你是否经常与患者争论或者冷淡患者）？
- 是否经常觉得疲倦和易怒（例如，由于工作太多或个人困难）
- 有时候，个人事物与工作事物的界限是不是不清晰？是不是将太多工作带到家中，或在不该工作的时间工作？

- 业余时间的消遣是否出现了明显的变化（比如饮酒太多，不运动）？
- 家庭和个人的沟通环境是否出现了很大的变化？
- 是否不再喜欢现在的工作，总盼着下班？
- 在工作中有成就感（即使在照顾重病患者），还是失落感不断冲击着你？
- 同事和患者是否告诉过你，他们觉得你很疲倦，精神紧张？
- 考试压力是否影响个人和工作关系？
- 是否开始忽略个人需求和兴趣？

自助的建议

一个人应该合理安排工作量、协调好工作关系和个人情感，具备这样的能力是非常重要的。下面的方法可用于解决你在实习及医疗工作中遇到的困难。

- 找出哪些事让你感到压力、挑战或沮丧
- 找出你的哪些行为模式或工作安排导致或加重上述压力
- 尽量通过个人努力或工作单位（如果有必要）减少压力
- 重新评价生活习惯和工作习惯，避免过于压抑的情况反复出现
- 努力积累经验，提高能力，让挑战变成机遇而不是威胁
- 在适当的范围内，更加坚毅自信
- 多与他人谈话；与助理教师、顾问医生、医院牧师、学生辅导员或同事探讨会有好处

时间安排

有效、合理地安排时间，有助于实现既定目标，并减少压力。安排时间的能力是可以学到的，下面介绍提高时间安排能力的方法。

几乎每个人都会有这样的遗憾，"一天的时间为什么这么不够用"或者"为什么我无法安心工作"。忙碌的职场人士在竭力维护工作和生活合理平衡的同时，也非常重视如何安排时间。医学生和职业医生当然也不例外。学会安排工作时间，减少压力是非常重要的，拥有了这种能力，才能够集中精力，实现工作目标，而不是盲目的忙碌。

安排时间的第一步是：确定在哪些地方、以哪种方式浪费了时间。为此，需要知道哪些情况、任务或心态容易导致空白和拖延。或许错误的事情正在分散我们的注意力，不重要的事情浪费了太多精力。"紧急事情"和"重要事情"之间是有区别的。例如，准备考试是"重要事情"，但是如果医学教授要你为一个重病患者提取血液样本并送交实验室，这件事应属于"紧急事情"。此外，匆忙地临时安排紧急任务，就会无暇顾及更重要、更紧迫的任务，让人徒增压力。

为该做的任务安排优先顺序非常重要，每个人应携带一张最新的

"做事表"。表里每件任务的紧急性各有不同，确认那些更需要引起重视的任务，并优先安排。这样就不会觉得手忙脚乱，也不会冲动行事或者被不重要的事情分散精力。每完成一项任务就将其划掉，这给我们带来成就感。这张"做事表"还应该包括完成每件事所需要的大概时间。这样做有利于时间上的安排，而且通过将事情排序，避免了不重要的事情带来的额外压力。

工作拖拉由以下几种原因导致：害怕失败（或害怕成功）；决策力差；自我管理和组织的业绩记录糟糕；追求完美主义的个性（如果做就做得完美）；总是等待所谓"恰当的时机"来解决棘手的问题。解决做事拖拉的问题，首先要说实话，确定你是否正在做事。然后找出拖拉的原因，最后采用一种可操作性的方式坚决地克服拖拉问题。例如，如果你不喜欢做某项作业，可以将作业分成若干容易操作的部分，从比较容易获得成功的部分开始做起，从中获得成就感，激励你完成剩下的部分。

为自己设定目标。例如，你的目标是顺利完成学业。为了达到目标，你需要集中精力。这样需要做哪些事情就会变得清清楚楚，甚至可以被量化。想一想要达到目标需要做哪些准备；详细计划所需要的各种资源（例如时间）；是否需要改变某些生活习惯。将目标和所需要的资源写出来，进行简洁、明确的设计，是一个不错的办法。将目标更多地设定在进步上，而不是能取得多大的成果上。例如，与"争得第一"的目标比起来，将如何努力工作，如何投入额外的努力完成功课设定为目标，你会更集中精力于工作。当然，目标的现实性也很重要，否则就会遭遇挫败，进而影响做事情的动力和表现。

表现可以被简化成一个公式：行动支配时间。任何人都必须在其能力和可支配时间范围内编织计划、预期和希望。在学校中，你已经学过如何安排学习和支配时间了。一定记得安排时间表的目的不是把所有的时间，甚至包括走路的时间，都用来学习。安排时间进行休息、娱乐、社交乃至设计和组织时间都是至关重要的。

自信

自信是有效沟通的重要组成部分。尽管有的人天生自信，但自信的确可以后天培养。什么是"自信"呢？我们都承认，有些人很被动，甚至容忍别人骑在自己的头上。另一方面，攻击性格的人总是干涉别人，习惯于命令别人。介于两种极端行为的就是拥有适当"自信"的人。拥有自信的人通常这样做：

- 以利益最大化为行动出发点
- 表明自己的权利时并不否定他人的权利

● 坚持自己的观点，并且不为此表现出过度紧张与不安
● 能够适当而自然地表达出自己真实的想法

在大多数情况下，自信是必需的。更重要的是，自信有助于减轻医学生和医生的压力。牢记，要尊重他人的观点，尽管自信意味着勇于表明和支持自己的观点。有研究表明自信的程度因环境而异，换句话说，在工作中可能比在家里更自信，反之亦然。

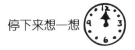
停下来想一想

在这条线上你处于什么位置？

毫不自信　　　　　　　　自信　　　　　　　　攻击性

哪些情况下你的位置向左移或向右移？

自信的特征

自卑的人总觉得自己比别人差，表现为总在道歉，用尽一切方法避免冲突，说话声音软弱，拒绝目光接触。相反，自信的人通常表现为：

● 坚持自己的观点，但同时尊重别人的想法
● 不惧怕表达个人感受和见解
● 在交谈中表达出主要观点
● 语气坚定
● 表现出恰当的肢体语言（比如合适的目光接触，挺直胸膛等）

如何培养自信的能力已经超出本书的范围，但是以上观点有助于分析目前你的自信程度，（如果需要的话）也给出了一些提高自信的方法。

与患者的关系

可能每个医学生都遇到过尴尬的状况：有的患者询问自己的病情，可是医学生们根本不知道答案或者还没有资格回答这样的问题。我们不禁要问，为什么患者本应该询问医生或者护士，却选择询问一个学生？也许医生曾经告诉过他们，但他们忘记了；或者听听别人的观点会带来更大的希望。

这把你陷入两难的境地：无法回答患者的问题就失去了与患者的合作，致使患者不愿意配合你。一方面患者可能不允许将他用于你的临床学习和检查。另一方面，如果提供的答案不准确，或者与顾问医生的观点和治疗手段相矛盾，你就会面临麻烦。建议主动将问题转交给有资格回答的工作人员，你如果有疑问可以询问工作人员。

学生在临床实习期间所扮演的角色并不简单，大多数医务人员（包括部分患者）承认这一点。很多学生认为向患者介绍自己的学生身份是自我贬低和自我挫败的事情。毕竟，患者很难从学生身上得到有用的信息。既然这样，患者凭什么要与学生合作？很明显，不是每个患者都允许学生为他们做检查，但是这反映的不是学生个人的品质和

理解局限，而是患者自身的性格（和病情）。

决不能让患者对你的身份产生误解：你有义务向患者介绍你的医学生身份。向患者解释清楚：你与他们接触的目的是什么，他们可以从你那里得到哪些信息，整个检查或问诊过程大约要花费多长时间。还要解释与他们的接触也有助于你的学习。当然，你要尽自己所能去帮助患者（比如，帮助患者坐起来，协助患者去洗漱间等）。一旦开始采集病史，就不要害怕打断患者：一些患者认为你是学生，为能够指导你感到很高兴，认为把目前为止所有的病史都事无巨细地说出来对你最有好处。在问诊结束时，不要忘记谢谢患者，并简单地解释哪些方面对你有帮助。这么做不只是有礼貌，也是为了下一个接待该患者的学生进行得容易一些。

与同事的关系

到目前为止，本章已经介绍了很多影响医患沟通的个人因素。其中的许多因素也影响到同事之间及师生之间的沟通。显然，中小学和医学院的教学方法之间存在很大的区别。大学鼓励独立学习：课程设置以介绍新的资料为主，老师的任务是提供机会，澄清和讨论各种观点和技能。最重要的是学生需要大量地阅读，填补正规教学中没有涵盖的内容。

尽管高等教育的教学方法已经有很大的进步，但是有些专业（包括医学）仍然保留了以往学徒式的教学。在进行临床实习或成为实习住院医生的时候，学生就会变成等级更高、更有经验的医生的学徒。在这个过程中能学到多少东西、是否愉快，在某种程度上，取决于学生与其顾问医生或老师的关系如何。尽管这种关系存在必然的等级之分，但是在实习期间随着水平的提高和对医疗术语及惯例的熟悉，这种等级的差距会减小。一些外行人经常说，对医学行话熟悉与否是区分医生和门外汉的标志。若对这个社会学话题感兴趣，可以参看《医学俚语与功能》（Medical slang and its functions）一文。

患者诊疗信息的书面交流

医生应该与其他医务人员沟通患者的诊疗信息，沟通方法可以多种多样。其中一种重要方法是书写信件，记录患者的身体检查资料、检查结果和治疗方案。术语、标题、语言和记录的书写风格都会影响到其他医务人员对患者的印象，及对书写内容的看法。书面记录应当清晰明确，没有偏见、歧视和套话。处在当今的社会，书写记录时，应当特别注意避免涉及：性别歧视、种族歧视、年龄歧视和残疾歧视等。但是因为有些歧视的概念已经深植入语言习惯中，所以要做到没有任何歧视是比较难的。书写记录时应当考虑医患之间的不平衡关系，因为我们所写的内容会影响到患者的生命，这绝不容忽视。考虑到患者有权看到自己的医疗记录和医疗报告，因此要保证所写内容不会对患者造成心理伤害（参看"医疗档案法 19902"（Health Care Records Act 19902）和"数据保护法 19983"（Data Protection Act 19983）相关条目）。

如果按高标准的要求提供医疗服务，书写记录时应有助于：

- 促进医患沟通的连续性，为此要保留一份包括患者所有问题和每次检查结果的记录
- 治疗方案的制定及其评价
- 为审核和统计提供数据
- 为治疗事件和发生的时间提供有法律效义的记录

不仅对书写记录的程序有明确的规定，对于书写质量也要制定明确的规定。国家医疗保健服务（National Health Service，NHS）针对诊疗信息记录，明确提出了 4 个准则，作为审核患者诊疗信息记录的标准。分别是：

1. 沟通
2. 合法性
3. 完整
4. 合作

诊疗信息记录应当包含哪些内容，下面的问题可帮你决定："其他医务人员对该患者进行处置的时候，记录是否能够提供明确、必需的信息？"

良好的沟通是优良卫生保健和医疗服务的基础。无论是书面还是口头上交流患者诊疗信息时，牢记以下内容：

1. 诊疗信息记录的目的之一是确保每一个相关人员，包括患者，都能知晓其内容。要记住患者很快就能得到记录的复印件。

2. 同事之间缺乏诊疗信息的交流通常出现在患者投诉的调查报告中。

3. 记录应当本着清楚、简洁和容易理解的规则书写，为参与诊疗的其他医务人员着想。书写清晰也非常重要，因为患者会查询自己的记录。

判断记录是否合法，应当提醒自己，该份患者记录是否足够在法庭上成为证据或经得住专业人士的质询。有关患者治疗的所有书面文件都是记录，所有记录都应符合防止非职业和不安全医疗行为标准。保存记录的主要目的是佐证护理和治疗的实施过程。随着医疗诉讼逐渐增多，应当知道记录必须禁得住法庭的推敲。医生在书写记录的时候要提醒自己：将来律师会要求医生证明所记录的内容符合标准并且

无疑异；遇到有关行医疏忽或玩忽职守的诉讼时，这些记录可以作为辩护依据。

通过一份完整、结构严谨的诊疗信息记录，医生可以深入了解患者的治疗进展。所有的书面文件，包括患者来信、专业人士的报告和通话记录，都应当整合成一份文档。诊疗信息记录应当按照时间顺序和信息的类型进行分类。

当多个专业人员用到这份记录的时候，各专业人员之间在医疗服务中的合作及患者需求也应当反映在记录中。完整、结构清晰的医疗记录不仅用于医疗及护理，而且还能扩大范围，用于评估、医疗方案的实施，以及免责。

当然，每个患者都要有独立的记录文件，不同的医院和机构，内容各有不同。所有的记录文件要保存在安全、密封的场所。最好不要把记录移出原来供患者查询的地方。当然，做家庭随访的时候，就不能避免了。如果文件必须移出，为保证文件的机密性，可以参照下面的两个准则：

1. 绝不把文件留在车上或者公共场所。

2. 使用活页记录患者详细的私人资料，如果需要把记录带出工作场所，就把活页抽出去。这样如果文件丢失或被盗，就避免了患者的身份被泄露。

保险信托基金通常用质量标准体系来监控任务执行程度，通报任务的变化。患者个人信息的记录就可以通过这种方式来监控。记录的基本质量标准应当包含以下因素：

1. 所有的资料都安全地绑定在一个文件中，每一页都标注患者的姓名和出生日期。

2. 每一项都标注日期和签名。

3. 每一项都用黑色笔书写，字迹清晰易读。

4. 每一项都按时间顺序排好，并保持更新。

书信写作方法

在第一次接诊患者的时候，要确保得到患者的理解，只要患者同意，与第三方有关的信息应该与第三方沟通。记住，患者有权索要与自己有关的所有医疗文件的复印件，因此医生书写书信的内容和方式应当遵循这项权利。时刻记住这封信是写给谁的。读者的专业知识不必考虑在内，除非医生十分熟悉该读者。尤其注意，避免使用医学术语。切忌因为细节过多导致内容凌乱。信件的内容应当精确，而且仅限于医生对患者病情的认识及评估。通常的做法是以礼貌语开头，比如："感谢你接待这位患者……"或者"谢谢你的咨询……"。在很大程度上，写信是一门通过学习获取的艺术，通过大量阅读别人的信件，建立自己的独特风格，就能够显著提高写作水平。下面探讨团队合作。

团队合作

一位经验丰富的医生曾经说过："令我感到压力的不是面对患者，而是不得不面对同事！"很多行业的人都抱怨过类似的问题。团队协作、责任、工作的所属机构及专业多样性增加了工作的复杂性。有些人视团队协作为阻碍。即使在"正常"的团队或家庭中，也会出现分歧、竞争、误解，有时甚至还会逐步升级。但是这并不一定导致团队的解体，也不一定危及家庭的整体性。团队中经常会遇到这些事情，很少有团队没有反复地经历这样的内部矛盾或外部威胁。

团队合作能够做到的某些事情，单独个人是无论如何也做不到的。在医疗保健领域，这更是一个公认的事实，因为医生们遇到的问题通常很复杂，需要几个甚至更多的专家参与。所谓"协同"就是形容这样一个现象：团队合作的成果一定比单独行动多。例如，找 30 个人建一个讲堂，但不把他们组合成一个团队，在这种情况下建造的讲堂一定非常糟糕！没有人知道哪些项目由哪些人负责，也没有人知道明确的目标和截止日期。与之相反，如果把相同数目的人组成一个团队，清晰地描述整体任务，确立领导，给予引导，监督实施过程，讨论出现的问题，并且给每个项目指派负责人，这样才是建筑工程的良好开工。团队协作是医疗实践的核心。手术中，如果医生护士对任务、目标、角色和每个成员的作用都没有清晰的了解，甚至不知道谁是负责人，这个手术必将成为一场灾难。

以往，医生自动被委以医疗团队的领导一职。顾问医生和护士长之间的竞争能够编成一个传奇故事，但是医生的权威性一般都是不可动摇的。现如今，在医疗服务领域，情况已经有所不同。其中部分原因是对团队协作认识的提高和科学管理方法的应用。积极管理、权责明确和专业范围广泛的团队合作理念逐渐出现，成就了一个更民主的团队管理方式（尽管也可能是官僚的）。

对于医学生来说，查房过程最能发现所在团队的冲突点。在下次查房时思考下面有关团队协作的问题：

1. 是否能够确认有关团队关系的清晰的规则或期望？

2. 谁坐在谁旁边？这能说明什么问题？

3. 顾问医生或者团队领导是否热情欢迎每一个新来的人；每次有新人的时候，是否都会正式介绍给大家，并在集体讨论中给新人创造机会？会议的气氛是紧张还是冷漠。

4. 谁在发言，以什么顺序发言？团队的结构说明什么？正式还是非正式？

5. 团队中每个人的观点和意见是否都受到重视，是否只有那些大声说话或主动发言的才会被听到?

6. 通过查房体现出的与其他医务人员(比如护士、理疗师、心理医师)的关系如何? 他们的意见是否也被考虑在内?

7. 对不同意见是如何接纳和解决的?

8. 当查房结束的时候,同事之间是否进行非正式对话,还是一结束就散了? 如果进行非正式对话,大家的语气是轻松,还是勇于表达在查房时不敢表达的观点?

9. 作为一个学生你感觉自己在团队中充当什么角色? 被当成局内人还是局外人,受欢迎还是被忽视,被尊重还是被低估?

在第 10 章介绍了过失问题。这个问题也影响到人在团队中的表现。影响团队表现的因素包括工作环境,角色和关系,技能和团队构成情况。在航空领域有非常突出的例子,例如,合作差的团队导致了空难。相反,那些通力合作的团队却会阻止大灾难的发生。从航空领域吸取到的关于团体行为和团队合作的经验已经在医学领域里得到了应用。尽管两个领域上有很多不同点,但是在团队合作问题上却有着许多相似点 (表 12.2)。

表 12.2　团队的安全性:医疗领域和航空领域的共同点

1. 安全是最重要的;错误的决定是致命的
2. 员工(或机组人员)大多在一个团队内工作。个人行为要服从集体的组织和安排,并符合集体的管理文化。
3. 团队中通常集结很多不同专业和不同技能的人;但是就算一些成员以前没有合作过或者来自不同的专业领域,团队合作都应当是高效的。
4. 重视成员之间的沟通:布置任务、解决问题、领导权、个性和个人冲突都与沟通有关。

医学和航空领域的一个明显不同就是,飞行员不仅要反复测试飞行能力(飞行驾驶和沟通技能),还不断考验团队合作能力。尽管大多数执业医生都以团队或整体的形式工作,但是他们团队合作或领导团队的能力几乎没有受到评价。这种状况在未来几年应该有所改变,因为学校已经越来越重视培养学生解决问题的能力以及临床实践技能的考核。

如果每个人都清楚团队的规则或决策进程并认真执行,团队就能安全、有效地开展工作。称职的团队领导应当认识到,团队中的每一个成员都应该参与到决策过程中来,但是负责最后定案的还应该是领导。团队领导应该养成一些特殊的技能以更有效地完成角色。这些能力包括:引导大家对决策提供意见、聆听、通过问题收集信息、注意肢体语言和理解不同的领导风格。当然,因为医生一直在压力比较大的环境中工作,所以疲劳、工作或个人压力、饥饿、情绪激动和其他一些因素都能够影响他们的判断、决定和沟通能力。

每一个团队成员在心中都对团队的运作模式有自己的理解。成员之间的理解可能各有不同，这其中并没有绝对精确的答案。好的领导应当有能力根据获得的语言和非语言沟通信息了解到成员的看法。领导还应该努力扭转那些影响团队进步的消极、无益的情绪。与同事的合作需要具备高超的洞察力和沟通技巧，就像给患者诊病一样重要和必需。

医疗工作交接

在医生、护士和其他医务人员的培训中，都忽略了医务人员之间的信息交换。医疗交接是指在医务人员之间交接患者的临床信息。交接可以在多种环境下进行，下面列举 3 种比较重要的环境：

- 夜班人员向白班人员移交工作时的交班会。
- 一个患者被转移到另一个检查室或病房。
- 关于责任、任务、治疗和护理的具体指示必需转达给另外一个科室或团队，因为这个团队对该患者负有全责或部分责任。

每一种情况都涉及：（1）沟通过程最少包括两个人，通过语言或书面沟通，包括电子沟通；（2）信息的交换；（3）判断哪些信息有用，也就是进行一定的编辑；（4）因为对期望和指示的理解含糊不清、信息交换不全、信息理解有误；或者由于劳累、精神不集中、工作压力超载、时间不够等导致的某些认识的和行动上的差异（这被称之为"人为因素"），都能够增加患者的安全风险。在移交过程中，有时关键信息的细节部分被人为曲解或扣留，以此掩盖医疗失误，或者给其他团队造成一种假象：患者的病情显得并不复杂。

医生向同事移交患者病情信息时要做到有效、精确和简洁。当上级医生向下级医生移交工作时，诊疗环境变得尤其重要。有关人员值得花费更多的时间和精力，确保移交工作高效和安全。这需要：

- 有人带头，确保信息交换全面且清晰
- 在互相议定好的时间内，信息可以共享
- 创造良好的气氛，每个人能够自由提问并及时解释清楚，避免误解和歧义；在信息移交过程中不应该胁迫他人接受
- 提供适当的时间和空间
- 不要分散注意力（例如：接电话或呼叫器）
- 有专人记录讨论的内容

有效率的学习和教学

 有效率的学习和教学取决于沟通技巧。回忆最近的一次讲课：学生们是否参与到学习的过程中？如果是，如何参与的？学生们通常对公共课和研讨课成功与否的评价标准是：他们是积极的参与者还是像传统的课堂表现一样，只是被动的听众。但是学生只有获得建设性、积极的反馈时才会主动参与到学习过程中。如果得到的只有嘲笑和批评，就很难喜欢老师和老师所教的科目。

 学习过程中的很多消极现象影响师生之间的沟通，从而影响学习（这些消极现象必须与学习过程中必然出现的自我设疑和不确定区别开来）。跟学习有关的负面情绪如果不断持续（表现为师生关系恶化）就应该得到承认并进行讨论，这是解决问题的第一步。此外，能够提供援助的导师、医院牧师或顾问都可以在这个过程中发挥作用。下面介绍几种值得注意的消极情绪：

- 感觉不熟练：如果学生的个人观点和行为不断地受到质询，就会对自己的能力产生怀疑。对解释问题的方式（语言或书面的）、与同学和老师的关系缺乏自信。
- 觉得困惑：在接触到新的观点并将其同化成自身知识的过程中，学生们会在一段时间内感到困惑和不确定。导致丧失自信或产生沮丧。
- 感觉与老师没有关联：在医学院的学习每进入不同的阶段，与老师的关系随之发生变化。原有关系结束，新的关系开始建立，这个过程给学生带来焦虑、不确定以及希望和期盼。与老师的关系不好是感到无聊、遇到个人困难或不满意所学课程和专业的表现。
- 感觉没有兴趣：个人生活影响一个人集中精力学习的能力。同样，有些课程比较枯燥，或老师教得没意思，导致学生失去兴趣、感觉无聊。
- 感觉受到羞辱或气愤：如果老师或顾问医生在其他学生或患者面前批评乃至训斥学生，学生将失望，最终失去自信。

解决不良师生关系

 由于师生之间有等级的限制，你不敢直接与想要对话的老师进行沟通，害怕这样做使你处于不利的境地。为了恢复自信，明智的做法是与助理教师或支持你的老师商谈。要记住：那些教得不好的老师要么没有学过如何当老师（也许他们是通过实验成果或临床技能成为老师的），要么自身没遇到好老师——他们的老师在教学时就不让提问或不让学生主动参与学习与教学过程。

　　有的教师教得不好，但这对你来说仍然有正面意义。你要思考你自己将如何教学生和下级医生。教学技巧和沟通技巧之间存在共同之处，通过顾问医生与学生的沟通来学习他与患者沟通的技巧。顾问医生是否投入、富有同情心、对学生需要和关心的事情及时作出回应？讲课速度是否恰到好处（不快也不慢）？是否欢迎提问、反馈和师生协作？是否准备充分，同时对突发的问题和事件有足够的灵活性？医学教学方法不断进步，应该运用这些进步，提高自己与同事和患者沟通的技巧。

要　点

■ 自身的家庭背景和生长环境对如何与别人建立联系并与之沟通产生影响。
■ 随着我们经历不同的人生阶段，与他人的关系也会不断变化。
■ 与他人沟通的方式如果过于极端（比如：与患者的情感关系过于亲近或疏远），就需要及时发现并纠正。
■ 在学习（或教学）中情感的交流能够对师生之间的沟通和关系产生影响。
■ 医学生常常被置于医生和患者之间的尴尬境地，产生角色困惑。
■ 书写患者的信息记录需要技巧，同时要承担法律后果；保证所有的记录在法律上有效、及时更新、署名、让其他人清楚患者的情况。
■ 沟通技巧有助于理解人们在团队中的行为；解决多专业性团队工作带来的挑战。

拓展阅读

Groopman J 2007 How doctors think. Houghton Mifflin, Boston
Montgomery K 2005 How doctors think: clinical judgment and the practice of medicine. Oxford University Press, New York
Steinberg D 2000 Letters from the clinic. Routledge, London

参考文献

1. Coombs R, Chopra S, Schenk D et al 1993 Medical slang and its functions. Social Science and Medicine 36: 987–989
2. Access to Health Care Records Act 1990 Available online at: www.legislation. hmso.gov.uk
3. Data Protection Act 1998 Available online at: www.legislation.hmso.gov.uk
4. NHS Training Directorate 1995 Just for the record: a guide to record keeping for health care professionals. NHS Training Directorate, Bristol
5. Freedom of Information Act 2000 Copying letters to patients – good practice guidelines. April 2003. Department of Health, London
6. Bernau S, Aldington S, Robinson B et al 2006 From medical student to medical doctor: the medical handover – a good habit to cultivate. Student British Medical Journal 14: 177–220

（艾　静　董国忠）

练习

练习 1　开放式问题和封闭式问题（见16页）

　　此练习的目的是说明采用开放式问题和封闭式问题的优势和劣势。

　　1. 一位小组成员充当提问者，另一位成员回答问题，其余成员为观察者。

　　2. 回答问题的成员挑选最近的一次个人经历（如去看牙医、度假），向提问者讲述是什么样的经历。

　　3. 提问者只采用封闭式问题获得尽可能多的信息。

　　4. 观察者评估：所用的时间；问题的数量；得到的信息（质量和类型）。

　　5. 现在同其他小组成员重复这一练习，但是提问者只采用开放式问题。

　　6. 讨论会面时采用开放式问题和封闭式问题的优势和劣势。

练习 2　传递信息（见17页）

　　1. 让4～6名小组成员离开屋子。

　　2. 给其他的成员一份将要做的练习（见下面的用于传递的电话信息），让他们观察并记录信息是如何传递的。

　　3. 让第一位志愿者回到屋子，并给出如下指示：

● 我只给你读一遍信息。

● 仔细听，并努力记住。

● 你不要问任何问题或做任何记录。

● 你然后把信息传递给下一个来到屋子里的人。

　　4. 在最后一位志愿者听完了所传递的信息，观察者进行汇报。

　　5. 讨论一下如何帮助志愿者改进"聆听"的水平。

6. 使用你所采用的辅助"聆听"的工具重复这一练习。

传递的电话信息

　　远行旅行社的 Philips 先生来电话告知你的假日安排。你的原定于 7 月 12 日（星期五）13：20 起飞的维京航空公司的航班已被取消。可乘坐的下一个航班是 7 月 15 日（星期一）7：50 起飞的印度航空公司的航班。你要在巴林换乘 16：00 起飞的海湾航空公司的航班，于 7 月 16 日（星期二）5：00 到达香港。请于今天 16：30 前给 Clark 小姐打电话确认这些安排，电话：0208 - 249 - 0892。

　　7. 当其中的词语被正确地传递时，每位志愿者就划个钩。如果词语被略掉或错误地重复，就不用在方格中做记号。

细节/学生	1	2	3	4	5	6
Philips 先生						
远行旅行社						
Virgin 航空公司						
7 月 12 日（星期五）						
13：20						
印度航空公司						
7 月 15 日（星期一）						
7：50						
海湾航空公司						
巴林						
16：00						
香港						
5：00						
7 月 16 日（星期二）						
Clark 小姐						
0208 - 249 - 0892						
16：30 前						

练习 3　非言语"聆听"技能（见 18 页）

　　1. 在这个练习中，两人一组，分别称为 A 和 B。

　　2. 每位参与者都得到如下的一张卡片：

> **卡片 A（回答问题者）**
>
> B 将问你一个问题。给出答案，注意你的伙伴的反应：
>
> ■ 他/她在听吗？
>
> ■ 他/她是否感兴趣？
>
> ■ 你的伙伴是否帮助你评估他/她是否专心地听你说？
>
> ■ 你的伙伴的反应如何影响你的感受？

> **卡片 B（提问者）**
>
> 问一个简单的问题（如"你能否告诉我你今天上班路上的情况？"）
> 让你的同伴回答，尽量表现出对他/她的回答不感兴趣。避免目光交流、玩弄纸张、看手表。

    3. 约 5 分钟后停止。

    4. A 和 B 然后调换卡片，重复这个练习。

    5. 接下来，按如下方法给 A 和 B 另外一套卡片：

    卡片 A 同以前的一样。

    卡片 B 不同：

> **卡片 B2（提问者）**
>
> 让 A 告诉你他/她想要在哪方面改变自己。
> 认真关注你的同伴的反应。保持目光交流，并不时地点头。发出非词语性的"嗯"的赞同声。

    6. 约 5 分钟后停止。

    7. 现在把小组所有的人召集起来，分享和比较他们练习期间的感受。

练习 4　言语"聆听"技能（见 18 页）

    1. 如练习 3，分成两人一组，最好是与以前不同的两个人。再一次发出卡片。

    卡片 A 与以前相同：

> **卡片 A（回答问题者）**
>
> B 将问你一个问题。给出答案，注意你的伙伴的反应：
>
> ■ 他/她在听吗？
>
> ■ 他/她是否感兴趣？
>
> ■ 你的伙伴是否帮助你评估他/她是否专心地听你说？
>
> ■ 你的伙伴的反应如何影响你的感受？

卡片 B 不同：

卡片 B3（提问者）

让 A 向你讲述他/她的家乡。

　　当你的伙伴回答时，偶尔插话，一字一字地重复 A 的部分讲话。以此偶尔插话 ——并非完全相同的话，而是概述最后几个字，如"那么你是说……"

---

　　2. 5 分钟后停止。

　　3. A 和 B 然后调换卡片，重复这个练习。

　　4. 接下来，按如下方法给 A 和 B 另外一套卡片：

卡片 A 同以前的一样。

　　卡片 B 不同：

卡片 B4（提问者）

让 A 讲述自己小时候一个感人的故事。

　　尽力想象伙伴的感受，如"你感到……因为……"或"那一定使你感到……"

---

　　5. 再一次，5 分钟后停止。A 和 B 然后调换卡片，重复这个练习。然而，把小组所有的人召集起来，分享和比较他们练习期间的感受。

〔感谢 Joe Rosenthal 博士提供的练习〕

练习 5　开始问诊（见 27 页）

任务 1

　　1. 将所有人分成 3 人或 4 人一组（最好是你不是很了解的人）。

　　2. 阅读下面的病例情景介绍，然后与你的小组讨论你们开始问诊的不同方式。

　　3. 接下来，关注于你认为会有助于开始问诊的 5 个问题，目的是：(a) 使患者放松下来；(b) 给出和得到你认为必要的信息。

　　4. 任务完成后，各个小组聚集到一起，讨论彼此的想法。

病例情景

　　Brown 先生是一位 42 岁的生意人，住院医师让你检查一下患者。你所了解的只是他需要外科手术，修补右侧腹股沟疝。因为你还未同患者谈话，因此你不知道患者是否了解自己入院的情况。

任务 2

1. 回到你自己的小组，让一个人扮演患者，一个人扮演学生。小组其他人观察医患之间的交流。

2. 所有的小组重聚集到一起，对练习情况给予反馈（见附录 1、2、3）。

练习 6   告知坏消息（见 62 页）

学习如何告知坏消息不是很容易。得到真实现场指导的机会不多，角色扮演练习也许不能恰当地模拟出真实的情景。但是，通过在同学或朋友身上的实践，对于如何告知坏消息，你会逐渐增强信心。

1. 设计一个必须告知坏消息的情景。确定问题的性质，分配角色。开始角色扮演练习，3 分钟后停止。（注意多数学生善长表达同情和对患者的焦虑做出反应，但感到很难了解到如何处理那些可能无法回答的问题。）

2. 在接下来 3 分钟的角色扮演中，关注于如何处理"无法回答"的问题。你的伙伴会给你建设性的反馈，然后交换角色。

3. 在你们两人都有机会扮演了彼此的角色后，讨论一下你们各自的风格，看一下向对方能够学到什么（及了解自己），以便更好地处理一些敏感和困难的情况（见附录 1、2、3）。

练习 7   采集性相关病史（见 75 页）

小组讨论的题目

1. 设想一次会诊，讨论与性和生殖相关的问题（如在不育症诊室对患者的第一次评估；某人因性传播疾病需要治疗）。你感到与患者最不好意思谈的问题是什么？你感到尴尬的原因有哪些？如果有机会，与一位医护人员讨论一下这个练习，想一想如何增强采集性相关病史的自信心。

2. 尽可能多地列出你能想到的性行为。在临床环境中我们使用哪些术语表示这些行为。你是否应当熟悉一些"街头语言"？如果你需要向患者讲清楚一个他/她不明白的术语，你如何向他/她解释这些行为？

3. 如果一位 13 岁的女孩在诊室向你咨询有关避孕的建议，你想要和她讨论哪些问题？你如何提出这些问题？

4. 对于与随意的性伴侣进行非保护性性行为的危害，你如何向某人提出忠告？如果此人不愿意使用避孕套，你该说些什么使他/她明白非保护性性行为的风险？

练习 8　与患者家属的沟通（见 119 页）

1. 召集一组愿意扮演患者家属的学生（见附录 1、2、3）。

2. "全家人"设计一个问题，提问者的任务是弄清楚这一问题及对患者家属的影响。几分钟后，或提问者收集到足够的信息后，全组人应考虑下列问题：

a. 提问者先向谁发问？为什么？这对其他人有何影响？

b. 提问者如何收集信息？

c. 提问者如何探究这个问题对家庭关系的影响？

d. 每位家庭成员的感受如何：了解这个问题还是被排除在外？每个人是否感到给予了平等的谈话时间？

3. 每个人都应有机会与患者家属会面。与一个人会面和一家人会面有什么相似和不同？

练习 9　分享秘密（见 127 页）

1. 与一位伙伴合作。你们当中一人有一个秘密，你不想告诉他人。提问者试图让你的伙伴透露这一秘密。讨论下列问题：发生了什么事？什么有帮助？什么没有帮助？

2. 现在，不用再劝你的伙伴透露这一秘密，而是谈论一下保守这一秘密对他人的影响。发生了什么事？对于谈话中的抵制你了解多少？当你不再说服别人了解你的想法时，会发生什么事？

3. 转换角色，然后讨论一下对于患者、家属和医护人员之间的秘密你们都观察到了什么（在医疗环境下）？

练习 10　Lazio 女士——一个富有挑战性的会诊（见 148 页）

这个练习指的是第 10 章中的病例。你能否想到什么方法来促进这一会诊的进展？与同学一起，以角色扮演的方式进行一次不同的会诊，鼓励患者思考自己的病情及其带来的影响。并努力提高风湿科医生对患者及患者做出的反应的理解。危机发生在会诊快结束时。你能否想象在问诊开始阶段风湿科医生就应该说出的一些东西，以避免后来的危机？还要考虑一下，如果由你对这个患者进行问诊，你可能需要知道的一些东西。

Lazio 女士如何理解自己的病情？

1. 在这一会诊的多数时间里，患者和医生各自谈论自己的见解。这种误解对她的健康会有什么影响？

2. 她以前从未因任何事情离开过工作岗位。这是否反映出她认为自己的病情如何严重（或不严重）？

3. 她显然担心自己的病情在加重。她对自己病情的发展有何想法？

4. 与她曾经患过的其他疾病相比，她认为此次患病的严重程度怎样？

对于她的工作和个人生活，我们了解什么？

1. 她是否对全职工作感到满意？如果她请事假，是否担心自己的工作前景会受到影响？（她的丈夫由于这个原因而失去了工作。）

2. 她是否对生活的其他方面感到满意？她是否对自己或家人感到焦虑？

3. 她的病情如何影响到她的个人关系，或她的性生活？

4. 她是否抑郁？我们（或她）如何知道？

5. 加重或可能致残的病情可能怎样影响她的生活或她曾经设想的未来生活？

6. Lazio 女士是谁？

当你回答了这些问题后，返回第 10 章，再读一下在随访时所发生的事情。

角色扮演指南

角色扮演是培养良好沟通技能的重要组成部分。通过角色扮演，"医生"能够在相对安全的环境中实践并得到有益的反馈，"患者"能够学会理解人们是如何受到疾病和医疗服务多种方式的影响。观察者在角色扮演环节起到重要的作用，在观察角色扮演时，他们会感到使用附录 3 中的沟通技能清单十分有帮助。可使用演员扮演"患者"，他们能够对角色扮演环节做出重要的贡献。

角色扮演的组织工作

1. 确定你要在角色扮演环节达到的目标（如练习"聆听"技能）。

2. 你也许希望为"患者"准确好材料，或即时地表演通过小组讨论所确定的情况。

3. 总是使用"患者"的角色名字。

4. 确保角色扮演环节的所有参与者理解你（组织者）希望他们做什么。

5. 留出商定好的时间，不要改变。

6. 以小组的形式进行角色扮演。最少 3 个人，分别是由学生扮演的医生、患者及一名观察者，每个人轮流扮演一个角色。

7. 在整个角色扮演环节，观察者保持沉默，记录总体交流情况及学生扮演的医生希望练习的特殊技能。

8. 对角色扮演情况进行反馈：先是学生扮演的医生，然后是患者，接下来是观察者（见附录 2）。

9. 最后，你要从角色扮演中走出来，让扮演医生和患者的学生说出他们的真实姓名！（当证明这一情景较难时，或有人扮演了一个与他们正常的生活十分不同的角色时，这一点尤其重要。）

拓展阅读

Steinert Y 1993 Twelve tips for using role-plays in clinical teaching. Medical Teacher 15: 283–291

附录 2

反馈指南

在角色扮演环节后给予和接受反馈可能并非是一种很愉悦的经历，但是如果处理得当，这是一种很有价值的学习方法。

给予反馈时

- 总是对每个人的表现给予肯定。
- 找出问诊中较好的部分：对于好在哪里及其原因，要做出具体说明。
- 最后，讨论一下不是很好的部分及可做哪些修改。在提出批评意见时，总是要给出其他可行的建议。

反馈的顺序

1. 提问者（如"医生"）讲一下他/她认为做得好的方面。
2. 回答问题者（"患者"）讲一下哪些方面做得好。
3. 观察者讲一下他/她认为哪些方面做得好。
4. 提问者讲一下他/她也许可以用其他不同的方式使问诊的效果更佳。
5. 观察者对可以用其他方式进行问诊的部分发表意见，重要的是对于问诊如何进行修改应提出积极的建议。
6. "患者"对于如何使问诊效果更佳提出积极的建议。
7. 应问一下提问者他/她对得到的反馈感觉如何。

沟通技能考核

　　采用即时反馈的考核是学习过程的一个重要组成部分。它能够使学生和教师制定学生进展的计划，并认识到长处和需要改进之处。观察者在角色扮演和视频－反馈环节可使用沟通技能清单（附表）。

　　目前本科生和研究生的考试都对沟通技能进行考核。这种考核通常是客观结构化临床考试（OSCE）的一部分，在 OSCE 中考生依次参加一系列考站的测试。每个考站测试专门的一项技能，它可能是一个操作程序，如作为心血管系统检查项目的测量血压，或是沟通技能考站，如向扮演患者或家属角色的演员告知坏消息。考官对考生进行观察，并填写一个打分表。下面给出了有关沟通技能考核考站的 3 个例子（见 181－183 页）。

附表　沟通技能清单			
学生/医生是否：	是	否	评语
介绍自己？			
称呼患者的名字？			
向患者打招呼？			
解释自己的工作？			
保护隐私？			
确保患者感到舒适？			
进行目光交流？			
让患者做完最初的陈述？			
主要使用开放式问题？			
如果"医生"做记录，他/她是否告知患者他/她将这样做？			
如果"医生"做记录，他/她在做记录时同时关注着患者？			
发现患者的言语线索并做出反应？			
发现患者的非言语线索并做出反应？			
对患者所讲的内容做出总结？			
让患者陈述最后的意见？			
愉快地向患者表示感谢并道别？			

客观结构化临床考试（OSCE）

第 1 站：头痛病史

考试说明：Jane Foster 有头痛病史，由她的全科医生转到普通内科诊室。你是一名医学生。请仔细地研究一下现有病情，包括与病情相关的提问内容。不用做身体系统的检查。

此考站时间为 5 分钟。

考官打分表

项目：

	2	1	0
1. 与患者见面时的通常做法——介绍自己、建立关系、目光交流、不可高高在上/傲慢、谦逊	☐	☐	☐
2. 以开放式问题开始，逐渐转向封闭式问题。适当地打断对方，但不是用质问的方式。	☐	☐	☐
3. 就患者最初向全科医生的陈述提出问题	☐	☐	☐
4. 询问头痛的具体特征（性质、部位、放射痛）	☐	☐	☐
5. 询问头痛发作的时间，白天和夜晚头痛的差异	☐	☐	☐
6. 询问有关加重和缓解的因素，包括姿势和咳嗽等	☐	☐	☐
7. 询问缓解头痛的因素	☐	☐	☐
8. 询问相关症状	☐	☐	☐
9. 询问相关的既往病史和家族史	☐	☐	☐
10. 对患者的担心和观点给出适当的答复	☐	☐	☐
11. 认真聆听患者的讲述	☐	☐	☐

2＝做得适当全面
1＝在某种程度上做到了
0＝未做到/未恰当地做到

客观结构化临床考试（OSCE）

第2站：沟通技能：乳腺肿块

考试说明：该患者最近做了乳腺肿块切片检查，来取检查结果。向患者解释一下切片检查的结果。

此考站时间为5分钟。

考官打分表

项目：	2	1	0
1. 适当的信息：介绍自己、建立关系、解释自己的工作	☐	☐	☐
2. 在开始解释检查结果前，确定患者了解多少，期待从此次就诊得到什么结果。	☐	☐	☐
3. 概述在此次就诊中他/她所要谈及的问题。	☐	☐	☐
4. 鼓励患者在整个就诊过程中提出问题。	☐	☐	☐
5. 以患者能够理解的节奏逐渐地给出信息	☐	☐	☐
6. 告知患者切片显示肿块是良性的	☐	☐	☐
7. 在使用医疗术语前，用通俗的话先解释一遍	☐	☐	☐
8. 在整个过程中，通过非言语线索或直接询问，了解患者的理解情况	☐	☐	☐
9. 问一下患者她是否有某种担心以及她对自己病情的看法	☐	☐	☐
10. 当问及他/她不能立即提供的信息时，是否做出适当的反应。	☐	☐	☐
11. 在就诊结束时进行总结，并制定一个双方认可的治疗方案	☐	☐	☐
12. 如实地向患者提供准确的信息	☐	☐	☐
13. 向患者提供全面的信息	☐	☐	☐
14. 向患者提供容易理解的信息	☐	☐	☐
15. 对患者的焦虑表示同情	☐	☐	☐
16. 给予患者适当的安慰			

2＝做得适当全面
1＝在某种程度上做到了
0＝未做到/未恰当地做到

客观结构化临床考试（OSCE）

第3站：沟通技能

考试说明：该患者昨天因急性哮喘发作入院。采集现病史、相关社会病史，并询问患者对自己病情的看法。

此考站时间为5分钟。

考官打分表

项目：	2	1	0
1. 打招呼：说"您好"、"早上好"，称呼患者的名字等			
2. 介绍：讲出自己的名字、身份及问诊的目的			
3. 适当的目光交流（使人感到舒适）和开放式的姿势，表明你在认真聆听			
4. 鼓励患者讲述自己的病史：点头、发出"嗯-嗯"之声、重复患者刚说过的话等			
5. 适当的节奏：给患者时间整理自己的思绪和感受，如果患者偏离了话题，适当地打断以使患者重新进入正题。			
6. 适当地运用多种提问形式（开放式、集中式和封闭式），不要用质问的形式提问			
7. 问题清晰，避免使用术语、技术性或模糊的用词			
8. 询问患者对自己病情的看法			
9. 使用移情法			
10. 总结：向患者核实他/她理解得是否准确完整			
11. 感谢患者，结束问诊			

2＝做得适当全面
1＝在某种程度上做到了
0＝未做到/未恰当地做到

参考文献

1. Makoul G, Schofield T 1999 Communication teaching and assessment in medical education: an international consensus statement. Patient Education and Counselling 137: 191–195

学术报告：技巧与考核

做报告的关键性技巧

1. 充分的准备是必要的

- 认真准备你的发言稿
- 做一些记录，以便在发言时可方便地参照
- 练习：自己或与他人，计时
- 保证你的发言不会超过规定的时间

2. 做报告

开始

- 注视观众，吐字清晰
- 概述你要讲的内容："标题"

中间部分

- 逐条陈述要点
- 不要只是念你的笔记/投影的内容：要面向听众
- 不要向听众灌输太多的事实/想法
- 应记住，你很熟悉所讲的材料，听众并不一定熟悉

结束

- 总结要点
- 回答提问

3. 使用投影仪

- 每张幻灯片只阐述 1～2 点/观点：内容不要过多
- 使用大而清晰的字符：可能的话用打字机打上字
- 确保幻灯片在屏幕正确的位置
- 面向观众，而不是屏幕
- 不要将投影挡住

4. 使用 PowerPoint

- 上述多数的技巧适用于使用 PowerPoint 所做的报告
- 记住使用清晰的字体，避免使用杂乱的背景
- 尽可能用你做报告时所使用的设备进行练习
- 准备一个备用设备（如投影仪），以防设备故障

小组报告的考核

许多练习涉及小组合作及小组报告。你们可以组织一次或更多这样的活动，让全体小组成员练习正式地对某一报告进行考核，并给予反馈。

考核标准

准备情况：对背景情况进行了研究，知道他/她要讲什么内容

内容清晰：讲话和所用材料（投影/发放的材料）内容清晰，易于理解，事实不是过多

结构清晰：开始/中间部分/结尾的结构清晰，目标明确，总结得当，不同部分之间的标志清晰

节奏：　　节奏得当（不是太快/太慢，准时结束）

趣味性：　采用不同的形式（如挂图、投影、讲话、提问），（适当的时候）更换报告人

互动：　　与听众言语交流/目光交流，让听众参与进来（如利用问题），语调（激发兴趣/充满热情）

日期：

题目：

小组成员：

哪些方面做得好？

他/她在哪些方面可以改进？

评分体系：

1 ＝差；2 ＝还可以；3 ＝一般；4 ＝良；5 ＝优

总分：

拓展阅读

　　在撰写本书期间，我们发现除了每章后面列出的书面外，下列图书也非常有帮助。我们在这里列出这些书目，一方面是帮助那些希望深入研究我们所讨论的问题的学生，另一方面是为了那些帮助学生提高沟通技能的教师。

Aspergren K 1999 Teaching and learning communication skills in medicine: a review with quality grading of articles. Medical Teacher 21: 563–570

Ayers S, Baum A, McManus C et al (eds) 2007 Psychology, health and medicine. Cambridge University Press, Cambridge (there are a number of useful articles in this multiauthor book)

Bor R, Gill S, Miller R et al 2008 Counselling in health care settings. Palgrave Macmillan, Basingstoke

British Medical Association 2003–2004 Communication skills education for doctors. BMA, London

Cole SA, Bird J 2000 The medical interview: the three function approach. Mosby, Missouri

Groopman J 2007 How doctors think. Houghton Mifflin, Boston

Hall A, Kidd J 2007 Teaching communication skills. In: Ayers S, Baum A, McManus C et al (eds) Psychology, health and medicine. Cambridge University Press, Cambridge (a concise summary of the teaching and assessment of communication skills)

Hope T, Savulescu J, Hendrick J 2003 Medical ethics and law. Churchill Livingstone, Edinburgh (an excellent introduction covering the core curriculum of ethics and law: well referenced)

Kurtz S, Silverman J, Draper J 2005 Teaching and learning communication skills in medicine, 2nd edn. Radcliffe Medical Publishing, Oxford (intended to be used by both teachers and learners but with emphasis on the teaching of communication skills)

Maguire P, Pitceathly C 2002 Key communication skills and how to acquire them. British Medical Journal 325: 697–700

McManus C, Vincent CA, Thom S et al 1993 Teaching communication skills to clinical students. British Medical Journal 306: 1322–1327

Montgomery K 2005 How doctors think: clinical judgment and the practice of medicine. Oxford University Press, New York

Neighbour R 1987 The inner consultation. MTP, Lancaster (a stimulating guide to 'developing an effective and intuitive consulting style')

Schon D A 1987 Educating the reflective practitioner. Jossey-Bass, San Francisco

Silverman J, Kurtz S, Draper J 2005 Skills for communicating with patients, 2nd edn. Radcliffe Medical Publishing, Oxford (an excellent comprehensive text)

Simpson M, Buckman R, Stewart M et al 1991 Doctor–patient communication: the Toronto consensus statement. British Medical Journal 303: 1385–1387

Stewart MA, Brown JB, Weston WW et al 2003 Patient-centred medicine: transforming the clinical method. Radcliffe Medical Publishing, Oxford

Tuckett D, Boulton M, Olson C et al 1985 Meetings between experts: an approach to sharing ideas in medical consultations. Tavistock Publications, London

网站

www.bma.org.uk: the British Medical Association website is particularly good for its guidance on ethical issues such as consent and confidentiality

www.dh.gov.uk/consent: this is the website of the Department of Health. Their guide on consent is available here

www.gmc-uk.org/guidance: all publications of the General Medical Council can be accessed, including *Good Medical Practice*

www.legislation.hmso.gov.uk: this website includes all UK statutes from 1987, including those mentioned in this book, i.e. the Data Protection Act 1998, Access to Health Care Records Act 1990 and Mental Capacity Act 2005

www.pickereurope.org: the Picker Institute works to promote understanding of the patient's perspective at all levels of health care policy and practice. Their website gives access to their papers and reports

（杨立斌）